U0273976

娄绍昆

经方医案医话

娄莘杉 ⊙ 编著

中国中医药出版社

·北 京·

图书在版编目（CIP）数据

娄绍昆经方医案医话 / 娄莘杉编著 . —北京：中国中医药出版社，2019.7（2025.1重印）

（娄绍昆经方系列）

ISBN 978 – 7 – 5132 – 5254 – 6

Ⅰ.①娄…　Ⅱ.①娄…　　Ⅲ.①经方—汇编　②医案—汇编—中国—现代　③　医话—汇编—中国—现代　Ⅳ.① R289.2　② R249.7

中国版本图书馆 CIP 数据核字（2019）第 017205 号

中国中医药出版社出版

北京经济技术开发区科创十三街 31 号院二区 8 号楼

邮政编码　100176

传真　010-64405721

河北省武强县画业有限责任公司印刷

各地新华书店经销

开本 880×1230　1/32　印张 9　彩插 0.25　字数 203 千字

2019 年 7 月第 1 版　2025 年 1 月第 4 次印刷

书号　ISBN 978 – 7 – 5132 – 5254 – 6

定价　55.00 元

网址　www.cptcm.com

服 务 热 线　010-64405510

购 书 热 线　010-89535836

维 权 打 假　010-64405753

微信服务号　**zgzyycbs**

微商城网址　**https://kdt.im/LIdUGr**

官 方 微 博　**http://e.weibo.com/cptcm**

天猫旗舰店网址　**https://zgzyycbs.tmall.com**

如有印装质量问题请与本社出版部联系（010-64405510）

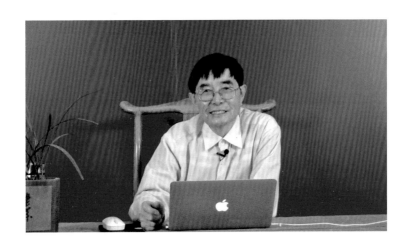

娄先生在《65 条学完一本〈伤寒论〉》课程录制现场
（2018 年 10 月 25 日于北京）

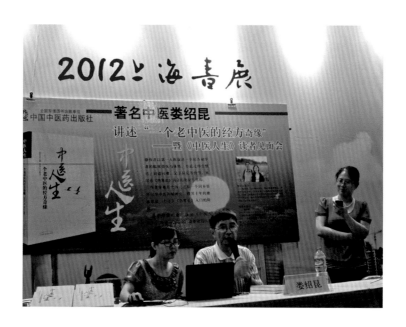

娄先生在上海书展讲《中医人生》(2012 年 8 月 16 日)

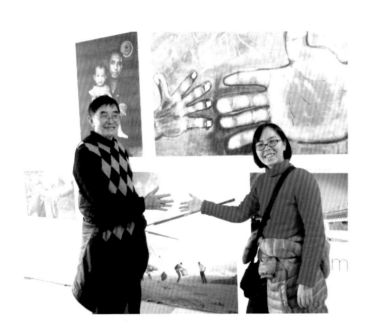

娄氏父女在美国联合国总部合影（2012 年 12 月 7 日）

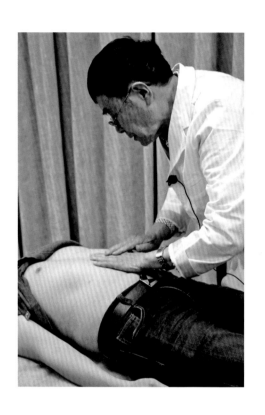

娄先生在北京演示腹诊（2017年6月3日）

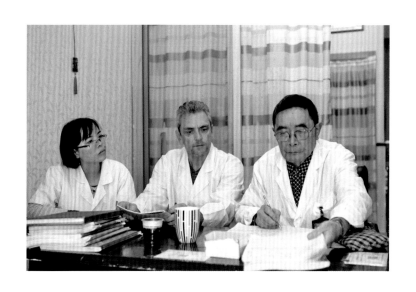

德国医生来温州娄先生（右一）诊所交流学习（2014 年 4 月 11 日）

温州市鹿城区社会医疗机构

处 方 笺　№ 0005304

医疗机构名称：		门诊/住院病历号：
姓名：王丽~	性别：男 女	年龄：45岁　2017年10月20日
地址（单位）：温州市鹿城	费别：公/自/保	科别(床号)：
临床诊断：痹证		电话：13346082086　13356123733

Rp　颈臂麻痛多年，近二月加剧，不能，
转动，左臂抬高困难，舌见暗，苔评。
腹肌弹力中度以下，口干，便坚、脉沉细
舌大淡有齿痕。桂枝加术附汤加味

桂枝10　炒白芍10　生姜5片　大枣3枚
生甘草6　白术10　附片10(先煎)
生黄芪30　防风10

7帖

挂号费：＿＿	
诊查费：＿＿	医师：姜维晨
注射费：＿＿	
药品费：＿＿	
其 它：＿＿	审核：＿＿　调配：＿＿
合 计：＿＿	核对：＿＿　发药：＿＿

娄先生处方手迹（2017年10月20日）

写在前面

家父娄绍昆,青年时因为生活所迫自学中医,好学不倦,穷毕生之精力学习、研究《伤寒论》,探索、应用经方。2012年,其著述的《中医人生——一个老中医的经方奇缘》出版,得到了广大读者朋友的喜爱和支持。许多读者,特别是正走在自学道路上的广大基层中医药人员和经方爱好者来信、来电,要求出版家父相关的医案、医话。

为此,我开始动手整理家父几十年来所积累的文字资料,主要来自于已经正式发表的文章和网络上的博文,以及多年来在各地的经方讲座、讲学资料和部分《中医人生》的精华内容,分为《娄绍昆经方医案医话》和《娄绍昆讲经方》两部分,形成"娄绍昆经方系列"。《娄绍昆经方医案医话》中的医案部分为家父亲身诊治的验案,属于临床实录式案例,是家父运用四诊,特别是腹诊,采用经方方证对应的内治法与针灸等外治法相结合,诊疗各种疑难杂症的真实记录;医话部分和《娄绍昆讲经方》则是家父一辈子研读《伤寒论》和《金匮要略》的所思、所想、所得,以及实践、应用经方的思考、感悟,从中不仅可以概览家父40多年来的临床诊疗体系和经验,以及经方学术思想、观点,还可以折射出目前中国中医界所存在的问题、弊端。

　　希望本系列图书的出版，能够为大家学习与应用经方提供一个交流、互动的平台，可以更好地传承发扬经方，让经方早日走进千家万户。

娄莘杉

2018 年 8 月 15 日于温州

目　录

第一部分

经方医案

柴胡桂枝汤
治肠伤寒（太阳少阳并病）案

　　周俊，男，28 岁。住址：温州市洪殿菜场。初诊日期：1996 年 10 月 9 日。

　　（一青年男性步入诊室，观其身体较壮实，体态还自如，精神稍差，面色略青白，表情淡漠。）

　　医生：哪里不舒服？

　　病人：发烧，住院 50 天了，体温是 38.8 ℃，西医诊断为"肠伤寒"。

　　（闻诊：语声略沙哑。）

　　思路：中医所说的发热包括了"自觉"和"他觉"两种，"他觉"发热又包括了"体温表测之"与"医者用手触摸之"两种，故该患者具有"发热"的表现。

　　医生：请说说发热开始时的情况。

　　病人：我侨居西班牙已 7 年，今年才回国探亲。8 月 16 日下午从马德里乘飞机，上飞机时就觉得不舒服，头有点痛，还怕冷，晚饭也不想吃，当时没量体温，但夜里感觉冷得厉害，到了上海机场时，人就有点支撑不住了，后来又转机到温州，在上海飞往温州的飞机上，感觉到发热、怕冷、头痛、腰痛、倦怠、不想吃任何东西，连坐都坐不住了。到家后，一量体温才 38℃。体温虽然不高，但全身不舒服，就到某大医院看病，当时检查血常规，知道白细胞下降了，经过几天的检查和临床观察，初步诊断为肠伤寒，并住院治疗。住院治疗期间，体温一度高达40℃。近1周来，体温一直维持在38℃左右。全身还是很不舒服。

医生： 能把住院病历给我看看吗？

病人： 在这里，是复印件。

（观其病历，确诊为肠伤寒，西药常规治疗。）

思路： 古人所谓伤寒或温疫，相当于现在所谓的肠伤寒。《伤寒论》是援以诊治肠伤寒及类似肠伤寒的急性热病为例，研求患病机体的普遍反应规律，并在其基础上讲求疾病的通治方法。

医生： 现在感觉哪里不舒服？

病人： 头痛，烦热，怕风，有时怕冷，你看我穿这么多衣服也没用。两胁胀满难受，西医认为是肝脾肿大造成的。

思路： 中医问诊，把"问寒热"摆在第一位。"问寒热"的重要性，在于分别疾病类型是外感还是内伤。50天前，病人突然体温升高，却自觉怕冷，为恶寒与发热并见，是外感太阳病重要根据。然而紧接着50天的发烧和住院治疗，现在还感觉到有头痛、发热、恶寒等太阳病证，就有点反常了。但《伤寒论》六经辨证注重外感热病当前的脉证，注重研求患病机体的普遍反应规律，而不拘泥于发病的时日。所以，辨证思路还是沿着当前的主症向前推进。接下来需要询问有关寒热并见的详细情况。

医生： 发热、怕冷是同时出现的吗？

病人： 除发热、怕冷是同时出现外，有时还感到一阵子冷，一阵子热，每天反复出现好几次冷热交替的症状。但一天里，上午、下午，白天、夜晚体温波动不明显，一直维持在38.5℃左右。

思路：患者怕冷与发热同时出现，这就是《伤寒论》所谓的太阳病的"恶寒发热"；怕冷与发热交替出现的症状，就是所谓的"往来寒热"，它是诊断少阳病的重要根据。寒热并见兼有往来寒热，加上两胁胀满，显然是太阳少阳并病。头为诸阳之会，三阳病都有头疼，所以要问清楚头痛的性质和具体位置。

医生：头在什么位置痛？头部除疼痛外，还有其他什么感觉？后头项部有没有什么异常的感觉？

病人：头部疼痛在头的两侧和后头项部，头还有点儿晕晕的感觉。刚发病时后头部、项背部感到强急，当时我怀疑患脑膜炎了，后来住院治疗时，项背部强急感就消失了。

四诊综述：患者因传染厉气而发病，初起恶寒、发热、头痛，西医住院治疗50天。因体温未恢复正常，求诊于中医。刻诊所见：恶寒、恶风、发热，自觉恶寒明显，往来寒热，有汗，口苦、咽痛，目眩。伴见两旁头痛，肢节酸痛。舌淡红，苔薄淡黄；脉象浮弦略数（脉搏：82次/分；体温：38.8℃）。腹诊时发现"腹直肌拘挛""两胁苦满""心下支结"等腹证。

证名：太阳少阳并病的柴胡桂枝汤证。

治法：调和营卫，和解表里。

解析：患者因外感传染厉气而发病。厉风寒毒之邪，侵袭肌表，引发太阳病，因未及时解表，故出现太阳少阳并病。外邪袭表，卫阳被郁，肌表失却温煦而恶寒；邪气外侵，正气抗邪，故发热。综上所说，恶寒、发热、头、汗出是太阳病的桂枝汤证；口苦、咽痛、目眩是少阳病的提纲症，往来寒热、两胁胀满均为少阳病柴胡汤证的典型主症。"心下支结"的腹证，是柴胡桂枝汤证的特有征象。患者舌淡红、苔薄淡黄、脉象浮弦略数为太阳病表证兼有邪入半表半里之象。四诊合参，符合太阳少阳并病的柴胡桂枝汤证的证候特点。

应该指出，柴胡桂枝汤证既可以看作是太阳少阳并病，也可以看作是小柴胡汤和桂枝汤的中间过渡证型。《伤寒论》把外感热病作为一个整体，研究其发生发展的动态变化过程，把这个过程分为六个连续的阶段（六经），每一经病又分为许多证，证与证之间既是相互连续的，又是相对独立的。方证既是一组最常见、最典型、相对固定的症状与体征组合，又是一个发生发展的动态变化过程。辨证施治的精髓在于根据"证"的变化调整用药，证的"固定"是相对的，证的"变化"是绝对的，证与证之间是连续的，证与证之间有许多过渡型，随着方证的变化，汤剂也跟着变化。

方药：柴胡桂枝汤。

柴胡 15g，黄芩 10g，桂枝 10g，白芍 12g，半夏 10g，大枣 5 枚，生姜 5 片，甘草 10g。1 剂。

针刺穴位：太阳。三棱针刺血后，拔罐。

治疗效果：三棱针刺血、拔罐后，大概不到半个小时，头痛明显减轻。服药 1 天后，恶寒、发热消失，体温恢复正常，其他各种症状都明显减弱。自行出院，继续服用加减柴胡汤剂 7 剂，随后患者自行停药，1 个月后健康地返回西班牙。5 年后再次回国探亲时，登门致谢。大家回顾 5 年前的治病经历，都感叹不已。

桂枝汤合肾气丸
治慢性荨麻疹伴习惯性感冒案

钱某，女，40岁。初诊于1995年7月8日。

习惯性感冒、慢性荨麻疹5年，屡治罔效。去年冬天加重，至今反复发作，寝食不安。

刻诊：体形消瘦，面色苍白，恶风多汗，神疲肢软，畏怕空调、电风扇与冷水，口淡多涎，腰膝冷痛，纳、便、眠均可。月经经常衍期，量少而紫黑，1天即净。脉沉紧，舌胖大淡红，苔薄白。腹诊：少腹拘紧，可按及铅笔样粗的索状物。投桂枝汤合肾气丸。

续服半月，诸症稍减，患者欣喜，不可名状。为了巩固疗效，予以肾气丸吞服，每日2次，每次10g，坚持治疗3个月而渐渐告愈，随访6年未见复发。

临证心悟

荨麻疹，中医称为"风疹"，认为卫阳不足、血虚生风是主要原因，养血祛风、调和营卫为常规治疗。但此例肾阳虚证突出，根据《灵枢》"卫出于下焦"（《营卫生成篇》）《素问》"肾阳之主外"（《五癃津液篇》）之经旨，认定与肾阳虚有密切关系，故投肾气丸合调和营卫之桂枝汤而取效，最后以单独吞服肾气丸而收全功。

临床所见，8岁以下小儿与花甲的老人及停经后的老年妇女如患慢性荨麻疹，都应以肾气丸为首选之方。因为前者为肾气未充，后者为肾阳衰微，致卫气生发不足。当然临床以辨证为准绳，有是证投是方，以示个体的差异性。

小青龙加石膏汤
治过敏性鼻炎案

W 同学，男，17 岁，身高 160cm，体重 40kg。2016 年 3 月 23 日初诊。

主诉：喷嚏后清水鼻涕不止 1 年。

病史：1 年来鼻塞、鼻痒、阵发性打喷嚏，喷嚏后清水鼻涕不止，经常头痛。一年四季都有发作，夏天在空调房间更是难有片刻的安宁。西医诊断为"过敏性鼻炎"。

刻诊：身材消瘦，面色暗红，脸部油腻，下巴周围痤疮密布，容易出汗，汗油有异味。脉象细紧，舌红苔白。腹诊：腹直肌拘急，心下悸动伴有振水音，脐部悸动。

诊断：小青龙加石膏汤。

处方：生麻黄 5g，桂枝 10g，细辛 3g，白芍 10g，半夏 10g，生石膏 30g，干姜 5g，五味子 6g，甘草 5g。5 剂，每日 1 剂。

3 月 29 日二诊：服药后，阵发性打喷嚏减轻，清水鼻涕减少，汗出异味消失，然而出现头晕眼花，下肢特别畏风。腹诊：腹直肌拘急，心下悸动伴有振水音，脐部悸动。

处方：桂枝 10g，茯苓 20g，白术 10g，五味子 6g，甘草 5g。6 剂，每日 1 剂。

5 个多月后（9 月 7 日）再次来诊：服药后痊愈，停药期间病情稳定，没有复发。近日外感咳嗽，又出现阵发性打喷嚏，清水鼻涕，头痛有汗，恶风，发热。脉象浮数，舌红苔白。腹诊：腹直肌拘急。

桂枝 10g，白芍 10g，生姜 5 片，大枣 3 枚，甘草 5g，厚朴 10g，杏仁 10g。3 剂，每日 1 剂。

临证心悟

1. 患者长期恶风，喷嚏后清水鼻涕不止，心下悸动伴有振水音，初步印象是小青龙汤证。然而也有不甚符合的地方，如面色暗红、脸部油腻、容易出汗、汗油有异味等。仔细考虑以后，发现这些症状是麻黄石膏甘草基证，于是使用了小青龙加石膏汤而取效。麻黄汤类药方，条文的脉症中都有无汗出的倾向。然而麻黄石膏甘草基却是可以治疗发热汗出的症状组合，如麻黄甘草杏仁石膏汤，就是麻黄石膏甘草基加一味杏仁的一个药方，这个药方在《伤寒论》中是治疗"汗出而喘"的症状群，这种"汗出"不同于桂枝汤的汗出，带有浓浓的臭味。

2. 服用麻黄剂后，有人会出现头晕、心悸、失眠，停药后这些症状自行消失。这些症状的出现，并不一定就是用药的失误，其中有的可能是瞑眩现象。如这一例，患者由于长期水液内停，服用麻黄剂后打破了体内病理稳态，水饮受到冲击，出现头晕眼花的症状，也可以视为瞑眩现象，它的出现为下一步的治疗铺平了道路。

3. 二诊使用苓桂五味甘草汤和苓桂术甘汤合方，其临床依据是：面色暗红、下肢特别畏风、脐部悸动，是苓桂五味甘草汤证；头晕眼花、心下悸动伴有振水音，是苓桂术甘汤证。

麻黄汤加茯苓治胸闷案

L先生，男，51岁，身高155cm，体重75kg。初诊：2000年11月5日。

主诉：胸闷3年。

病史：3年前感冒发烧咳嗽，热退、咳嗽消失后就一直胸闷至今。多年到处求医，西医诊断为：慢性支气管炎、心脏植物神经功能紊乱症。

刻诊：壮实矮胖体型，面色暗黑，皮肤干燥，平时少汗，口淡，口水多，早晨咳吐出大量稀痰，嗜睡打呼噜，嗜烟酒。脉实，舌淡红，苔白厚。腹诊：心下至脐部悸动，腹部肌肉紧张不虚。

诊断：麻黄汤加茯苓证。

处方：麻黄汤加茯苓：麻黄10g（先煎），桂枝10g，杏仁10g，甘草6g，茯苓15g。5剂，每日1剂。

二诊：病者喜形于色。自叙服药后1小时，出现烦躁欲汗不能的症状，随后小便次数增多，尿的排出量一次多于一次；夜间睡觉时，胸闷的程度有所减轻。第2剂、第3剂服药后就没有上述尿频的症状。3剂药后，胸闷减轻，口水、稀痰也大为减少。原方再服，药方中减少麻黄的份量。

处方：麻黄6g，桂枝10g，杏仁10g，甘草6g，茯苓15g。5剂，每日1剂。

2015 年 12 月 5 日，一个永强老乡带他的孙子来诊所看病。一进门就非常兴奋地和我打招呼，我有点被他的热情搞得晕头转向。他说 15 年前因为胸闷在我处治愈。他一边说着一边从口袋里摸出一张保留了多年、字迹模糊的处方递给我，处方上写着五味药是麻黄汤加茯苓。回忆起 15 年前的治疗经过，患者记忆犹新。他说，第 2 次诊治服药以后，胸闷几乎消失，早晨咳吐稀痰减少，就停药观察。15 年来，他戒烟慎酒，胸闷一直都没有复发，但偶有咳吐稀痰，依然嗜睡打呼噜。腹诊：心下至脐部悸动不明显，腹部肌肉紧张有度。

临证心悟

1. 患者壮实矮胖，面色暗黑，嗜睡打呼噜，腹部膨大、肌肉紧张结实是典型的寒滞质体质，适合的药方有麻黄汤类方与五积散等。考虑到患者有皮肤干燥少汗、口淡多口水、脉实的麻黄汤证和胸闷、早晨咳吐出大量稀痰，以及心下至脐部悸动的茯苓桂枝甘草基证与茯苓杏仁甘草汤证，同时甘草麻黄汤的治疗目标就是"喘急息迫"，因此试投麻黄汤与茯苓杏仁甘草汤的合方。可见治疗方向、体质、药证、方证的综合思考是有规可循的。

2. 病人第 1 次服用麻黄汤加茯苓后，1 小时就出现烦躁欲汗不能的症状，随后小便次数增多，尿量一次多于一次。那天夜间睡觉时，胸闷的程度即有所减轻。这说明服用麻黄汤或麻黄汤加味以后，病人存在两种可能：一种是通过发汗祛邪；另一种是通过利尿祛邪。这和远田裕正对麻黄的基本作用认识是吻合的。远田裕正说："麻黄的基本作用：'促进心脏的搏动，增大心脏对全身血液的供应。由于皮肤、肾脏血流量的增加，促进了经皮肤与肾脏的排水'。"至于其结果是发汗或是利尿，取决于病人当时的内环境以及药方中与麻黄相配伍的药物。

木防己汤合葶苈大枣泻肺汤
治咳喘胸闷案

L女士，80岁，身高152cm，体重65kg。初诊：2005年9月15日。

主诉：咳嗽气喘咯痰2年。

病史：2年前发现高血压、心衰、帕金森症，多次住院治疗。临床症状主要是胸闷喘息，咳嗽痰多，严重便秘，生活不能自理。1年前在某大医院做了胆结石手术，术后肺部感染，咳嗽气喘加剧，痰多难以咯出，严重时整夜端坐咳嗽咯痰，不能平卧，影响睡觉。1年之中先后住院4次，医院多次下病危通知书，为了不终老在医院之中，才回家寻求中医药治疗。

刻诊：壮实矮胖体型，面色暗黑红，惴惴不安，胸闷胸满；烦躁口干，欲饮冷水；昼夜反复喘咳不停，痰黄黏臭，量多难以咯出；大便秘结，多日一行；小便频数黄臭，时时失禁；下肢浮肿，按之凹陷不起。脉象紧实，舌暗红，苔白厚。腹诊：心下痞硬坚紧，腹部肌肉紧张不虚。

诊断：木防己汤证与葶苈大枣泻肺汤证。

处方：汉防己10g，生石膏100g，桂枝15g，党参10g，葶苈子15g，大枣10枚，芒硝10g（冲），茯苓30g。5剂，每日1剂。

2005年9月21日二诊：服药以后排出多量的污臭黏黑宿便，喘咳次数明显减少，咯痰稍为顺畅，下肢浮肿减退，烦热缓解。其他诸症依然如旧。脉象紧实，舌暗红，苔白厚。腹诊：心下痞硬坚，腹部肌肉紧张不虚。

处方： 汉防己 10g，生石膏 100g，桂枝 15g，党参 10g，葶苈子 15g，大枣 10 枚，芒硝 5g（冲），茯苓 30g。5 剂，每日 1 剂。

2005 年 9 月 27 日三诊：服药后，依然排出污臭宿便，每天 2～3 次；喘咳次数明显减少，咯痰顺畅，痰黄白黏；小便黄，失禁稍有减少；下肢浮肿减退。脉象沉紧，舌暗红，苔白腻。腹诊：心下痞坚。

处方： 守方服用，渐渐按比例减量。改为服 2 天停 1 天。一直服用到 10 月 30 日，喘咳咯痰消失，下肢浮肿消失，大便顺畅，1～2 天一行，然后停药观察。

相隔 8 年之后（2013 年 8 月 18 日），其女儿带母亲再次来诊：停药以后身体健朗了 5 年，都没有服药。2010 年病情复发，因为我们出差在外，加之门诊地址变动，与我们失去了联系，只得去找其他中医看，可是都没有效果，无奈之下，拿出原来的药方去抓，才得以勉强维持。2013 年病情加重，几经打听，找到我们新的门诊，非常高兴来诊。

刻诊： 神智清醒，精神疲惫，面部黧黑油腻。昼夜反复喘咳不停，痰黄黏臭，量多难以咯出；整夜端坐，咳嗽咯痰，不能平卧，影响睡觉；大便秘结，多日一行；小便频数黄臭，时时失禁；下肢浮肿，按之凹陷不起；胸闷胸满，腹胀满，烦躁口干，欲饮冷水。脉象紧实，舌暗红，苔白厚。腹诊：心下痞硬坚紧，腹部肌肉紧张不虚。

虽然年事已高，久病缠绵，但是仍然是木防己汤证与葶苈大枣泻肺汤证。守方服用，略作加减。服药后，诸多症状又一次都逐渐缓解，喘咳减轻，咯痰减少，下肢浮肿减退，大便也渐渐顺畅。中药改为每隔一日服用 1 剂。半年来，病情稳定。然而事出意外，2014 年 2 月 5 日晚餐时，由于保姆给她喂牛奶，喂得太急太多，引发呼吸窒息而死，享年 89 岁。

2015 年 3 月 22 日，女儿自己因失眠来诊时，怀着感激的心情接受了我们的回访。她说："我的母亲 10 年前就被大医院多次宣布病危，接受了娄医师的中医药治疗以后，还能多活上 10 年，活到了 89 岁。我家亲朋好友、周围邻居都认为是一件非常神奇的事情！"

临证心悟

1. 岳美中说："治疗慢性病要有方有守。"方证相对应的情况下就要"有方守方"，不要随便更换药方。在这个病案的诊治过程中，这一点得以充分说明。

2.《金匮要略·肺痿肺痈咳嗽上气病脉证治第七》说："肺痈，喘不得卧，葶苈大枣泻肺汤主之。""肺痈胸满胀，一身面目浮肿，鼻塞清涕出，不闻香臭酸辛，咳逆上气，喘鸣迫塞，葶苈大枣泻肺汤主之。"对此二节原文之"肺痈"，在多数注本里均作肺痈病解，少数注本作肺壅解，近年李今庸教授又析为肺壅。然而近代教材仍释为肺痈病，故确有重新商榷之必要。

以上一段文字摘录于徐炳琅的《〈金匮要略〉肺痈辨析》一文，如果撇开肺痈、肺壅病名之争，其所论述的葶苈大枣泻肺汤和其治疗目标"喘不得卧""胸满胀，一身面目浮肿……咳逆上气，喘鸣迫塞"都符合这个病例的临床部分表现，这就是选用葶苈大枣泻肺汤的根据。同时其疗效也表明，只要方证相对应就能愈病。至于肺痈、肺壅病名之争，对于诊治疾病的意义不是很大。

3. 木防己汤的治疗目标，在《金匮要略》痰饮咳喘篇中仅用了20个字进行概括："膈间支饮，其人喘满，心下痞坚，面色黧黑，脉象沉紧。"这一段文字与这个案例的病象是基本一致的。临床只要方证对应就抓住了诊治的核心，至于它到底出现在哪一种疾病之中，就需要进一步研究了。

4. 这个病案从头到尾基本上都是使用木防己汤与葶苈大枣泻肺汤合方。为什么我们开给她的处方服下去有效，而她的家人拿原来的处方抓药服下去疗效平平呢？这事引起了我极大的疑惑。后来回访了患者的女儿。她女儿说，在寻找不到我们的那几年里，她母亲的处方都是到她家附近的一家中药店里去抓药的。这店中的药剂师说处方中的生石膏用量太大，在病人没有高热的情况下，这么多的量会伤胃气的，更何况是一位80多岁的老人了，其体能怎么会受得了重剂量生石膏的长期服用?！于是在那几年里生石膏几乎没有用，有用也没有超过30g。这可能就是虽然也服用木防己汤与葶苈大枣泻肺汤合方，然而其疗效平平的症结所在。在这里涉及一个问题，就是经方用药的思维不同于主流的《中药学》《方剂学》。在《伤寒论》中石膏如果与桂枝、麻黄配伍的话，其作用是利尿，如大青龙汤、小青龙加石膏汤、越婢汤、木防己汤，甚至包括麻杏石甘汤都是如此，特别是在木防己汤中的石膏非重用不可。在大青龙汤里石膏的用量是"如鸡子大"，然而在木防己汤中的石膏用量是"十二枚鸡子大"，两相比较，木防己汤中的石膏用量之重就一目了然了。

也许有人会提出一个问题：为什么说麻杏石甘汤也是利尿剂呢？

麻黄甘草杏仁石膏汤，在条文中（发汗后，汗出而喘，无大热者，麻黄甘草杏仁石膏汤主之）记录着这个药方治疗"汗出而喘"的症状，临床使用得来的实际经验也表明此方不是通过发汗、不是通过泻下来改善"汗出而喘"的异常病况。那它是通过什么途径来消除异常病况的呢？通过远田裕正的"发汗、泻下、利尿，三种基本生体反应与其协同的背反关系"的个体病理学理论，只要简单推理一下就能得知，麻黄甘草杏仁石膏汤是通过利尿而改善了"汗出而喘"的异常病况。

5. 亲身经历过这样一个病案诊治过程的医生，和亲眼看到整个诊治现场的病人家属，都会为经方医学的方证辨证的疗效喝彩叫好。如果我们在临床上都能获得如是的疗效，还担心人们会怀疑中医药的科学性吗？

柴胡桂枝汤合小陷胸汤
治肺结核案

患者女，25岁，新温州人。身体一直很健康，但怀孕4个月时出现微热和阵发性的咳嗽、痰中带血丝、容易疲劳等症状，特别是每到傍晚时分，即出现低热。经某医院检查发现抗酸菌阳性，确诊为肺结核。由于患者已经怀孕5个多月，加上之前有过2次流产的经历，因此家人都非常希望能保住孩子，所以冒着危险接受抗结核药物治疗。但治疗1个多月后，低热、咳嗽、痰中带血等症状仍然不见好转。家人焦急，求治于中医。

初诊于2003年3月12日。当时患者怀孕已6个月，身体消瘦，面色白，颊红。脉象浮数，舌苔薄白。平时即使在炎热的夏天也怕风，觉得肢凉。另有身热心烦，夜间盗汗，干咳少痰，黏痰难以咯出，痰中偶尔带有血丝，胸膺不适；容易感冒，食欲不振，口苦干呕，大便稍结，一天1次，小便淡黄。腹诊发现右胸胁苦满，心下压痛明显。体温37.6℃。

基于以上症状，柴胡桂枝汤证与柴陷汤证一并具备，考虑先投柴胡桂枝汤治疗。

柴胡15g，黄芩10g，党参15g，半夏10g，大枣5枚，干姜5g，桂枝10g，白芍10g，甘草5g。5剂，每日1剂。

要求她继续服用抗痨西药，注意休息，加强营养，放松心情。

服药1周后，以上诸症都有明显好转，恶风身热大为减少，食欲也增加了。但体温 37.5℃，腹证依然。根据以上症状，改投小柴胡汤和小陷胸汤合方治疗。

柴胡 10g，黄芩 10g，党参 15g，半夏 10g，大枣 5 枚，干姜 5g，瓜蒌皮 10g，黄连 3g，甘草 5g。7 剂，每日 1 剂。

又服药 1 周后，患者咳出大量的黄色黏痰，胸部窒塞感减轻。持续服该方 1 个月左右，体温恢复正常，咳嗽、痰中带血的症状消失了，身体状况好转，产前检查正常，腹证已经不明显。

半年后，患者足月顺产一男婴，母子平安。患者 X 线拍片检查，肺部结核病灶已钙化；婴儿在 2 个月后进行胸部 X 线等相关检查以后，排除了肺结核。

临证心悟

以上患者怀孕 4 个月时出现微热和阵发性的咳嗽咯血，后来在医院门诊查痰发现抗酸菌阳性，证实患了肺结核病。因柴胡桂枝汤证与柴陷汤证一并具备，故先投柴胡桂枝汤，转投小柴胡汤和小陷胸汤合方。药后患者咳出大量黄色黏痰，胸部窒塞感减轻。守方一个月，体温正常，咳嗽、咯血消失，身体状况好转。

谭次仲编《肺病自疗法》推重"小建中汤"为治肺痨之第一方；萧屏所编《肺病自疗》，亦云"小建中汤"治痨病极妙；沈仲圭氏于其所著《中国经验处方集》中谈及肺结核治法，谓以甘寒养阴为治痨病常法，至因病情变化，舍甘寒而投辛温，要为例外权法，借以矫正谭、萧之说是矣。惜未能将例外权法之"小建中汤"方证加以说明，系属一种阳虚证，在多种虚劳病中占极少数，如果有此证，自以用之为宜。

武简侯：曾忆及我邑徐克明君语我云，幼年罹虚劳病，咳嗽，腰痛，盗汗，医不能疗。往刘星伯先生处（时刘在上海商务印书馆编书）开"小建中汤"一方，服数剂后即愈，是"小建中汤"诚为治疗阴虚者虚劳妙剂。宜其为谭、萧二氏所称道，若不详辨其真实症状，而错用于阴虚证之虚劳，则危险甚大。徐灵胎氏云，此方治阴寒阳衰之虚劳，正与阴虚火旺之病相反，庸医误用，害人甚多。求真氏云，余往年用黄芪及建中剂于肺结核而招失败，我则以为若遭遇阳虚证之病者，以甘寒养阴常法治之，其招致失败亦无不同，医者屏去主观论治可也。

以上说法都是把方证相对应和辨病论治两种不同的概念相混淆，先认定肺痨阴虚是常规，然后讲什么阴寒阳衰之虚痨是例外等。对中医来说，离开病人来讨论疾病的诊治是可笑的，中医是个体医学，一种疾病在一千个人身上可能有一千个样子，医者在还没有看到病人之前，哪里来什么阴虚阳虚？如果让成见横存在心头的话，必然会造成概念先行，造成误导。

此案例诊治有两点体会：

1.肺结核病，古称肺痨，从病因病机分型，不外乎肺肾阴虚、肺阴亏损、阴虚火旺、气阴耗伤、阴阳两虚等型。对照此案例，简直是天壤之别。由此可见，以病为目标的理法方药还有很大的发展空间。此外，以方证相对应为核心的经方医学，诊治时目标明确，疗效可靠，可以重复。

2.已经用抗痨药的病人不要随便停药，中西药联合使用对于肺结核病更为安全有效。

大柴胡汤证合木防己汤证
治脑梗塞案

C 先生，男，72 岁，身高 175cm，体重 65kg。2015 年 10 月 23 日初诊。

主诉：全身颤抖伴手脚无力 2 月。

病史：有嗜酒史，酒量大，一次能喝白酒 1 斤，老酒 5 斤。2 个月前发病，发病后已经戒酒。经检查被诊断为"脑梗塞""房颤""肺积水"等疾病。

刻诊：该患者面色暗黄，胸闷、后头痛多年，眼胞浮肿，下肢浮肿，流口水；睡眠欠安，白天喜睡；下肢无力，不能站立；大便成形但是不畅量少，一天五六次；尿频、短、黄秽，夜尿 5 次。脉滑，舌暗红，苔水滑。腹诊：腹肌紧实，胸胁苦满，胆区叩痛，心下痞坚。

诊断：大柴胡汤证合木防己汤证。

处方：柴胡 10g，黄芩 10g，枳实 15g，半夏 10g，白芍 15g，大枣 3 枚，生姜 5 片，汉防己 10g，石膏 60g，桂枝 10g，党参 15g。10 剂，每日 1 剂，服 5 天停 1 天。

11 月 8 日二诊：服药后，胸闷、后头痛减轻，眼浮、下肢浮肿开始消退；大便一天量多，日 2 次；小便变长，次数减少。但患者全身颤抖、睡眠不安、下肢无力、心下痞硬、胆区叩痛等症状没有明显改善。于是继续给予：

柴胡 10g，黄芩 10g，枳实 10g，半夏 10g，白芍 15g，大枣 3
枚，生姜 5 片，汉防己 10g，石膏 60g，桂枝 10g，党参 15g。10 剂，
服 5 天停 1 天。

11 月 22 日三诊：2 周后，全身颤抖、睡眠不安、下肢无力有明
显好转，体能有所恢复。但胸胁苦满、心下痞硬、胆区叩痛依然。
继续给予：

柴胡 10g，黄芩 10g，枳实 10g，半夏 10g，白芍 15g，大枣 3
枚，生姜 5 片，汉防己 10g，石膏 60g，桂枝 10g，党参 15g。10 剂，
服 5 天停 1 天。

临证心悟

1.这个病人近期疗效良好，然而腹证依然如旧，估计日后还可
能复发。

2.病人诸症错杂，如果缺乏腹诊的依据，方证辨证就失去了明
确的目标。正如汤本求真在《皇汉医学》"腹证及诊腹法之重要"一
章中所说的那样："腹者，生之本，故为百病之根，是以诊病必候
其腹。"

3.药方中的防己应该使用汉防己，这是大冢敬节的经验，值得
学习。

桂枝汤加附子、白术、茯苓治中风后遗症案

患者为男性，今年 70 岁，患高血压病 20 多年，长期服降血压药。2 个月前突然摔倒，处于昏迷状态。经住院检查，诊断为脑梗阻、缺血性中风。经治疗，病情好转而出院，可是右侧手足完全瘫痪了，变成了右半身不遂。

于 2006 年 4 月 17 日求诊于中医进行调理。

患者中等偏瘦身材，神疲乏力，血压正常。右半身不遂，不能行走，右手握物无力，右足稍微能活动一些。恶风恶寒，肢冷自汗，小便无力，大便每天自然排出，睡眠尚可，下肢时有浮肿。舌大淡暗，苔薄白，脉缓。腹肌按之无力，脐部悸动。

病人不愿意针灸，试投桂枝汤加附子、白术、茯苓治疗。

桂枝 10g，白芍 10g，甘草 5g，生姜 5 片，大枣 3 枚，附子 10g，白术 10g，茯苓 15g。

1 个月后，病情有明显好转，手握力度增加，在家中能拄着拐杖行走了。在原方的基础上加减化裁，连服半年，患者有明显进步，现在不需要拐杖也能慢慢走路，手能握筷子吃饭。总之，生活能够勉强自理，身体状态稳定。

临证心悟

1. 患者有高血压病 20 多年，长期服降压药，血压控制得很好，避免了出血性中风，然而却迎来了意想不到的缺血性中风，所以人们需要反思西医降压疗法的得失。

2. 经方医学在临床中对中风的预防与中风后遗症的诊治有一定的作用。根据临床方证辨证大量病例的统计，实证病人出现大柴胡汤证、三黄泻心汤证、柴胡加龙骨牡蛎汤证、防风通圣散证较多；虚证病人出现金匮肾气丸证、镇肝息风汤证、补阳还五汤证为多；而一般病人出现桂枝汤加附子白术茯苓证、小续命汤证较多。在一般病人中，胖人中风后遗症中的小续命证较多，瘦人中风后遗症中的桂枝汤加附子白术茯苓证较多。

3. 桂枝汤加附子、白术、茯苓，其实就是桂枝汤与苓桂术甘汤、真武汤的合方。刘渡舟老师认为，脑梗阻一病要考虑"水气上冲"，苓桂术甘汤与真武汤是治疗水气病的主方，所以在方证相对应的背后，还有许多深层次的东西值得进一步研究。

4. 对于中风的诊治，后世医学与经方医学有着非常不一样的认识。离开临床的有关"真中风""类中风"过于偏重病因病机理论方面的探讨，与临床实践不甚符合，对初学者有先入为主的误导作用，使其不敢使用辛温剂。张山雷的《中风斠诠》对续命汤等辛温剂治疗中风也是持反对态度的，并谓喻嘉言等人引用此方"论者新奇，病者无命"。

5. 不要把现代药理的结论作为辨证的金指标。如认为麻黄、桂枝有升高血压的作用，因此高血压、中风病人基本都被禁用，如治疗与预防中风极为有效的防风通圣散的说明书就是这样写的。其实防风通圣散、桂枝汤加附子白术茯苓与续命汤治疗中风后遗症是临床反复筛选出来的方药，不是医师闭门造车的产物。唐代诊治中风后遗症基本上就是运用桂枝汤加附子白术茯苓与续命汤这类方子，《千金要方》中光是以"续命汤"为命名的方就有10多个，不同的药物组合的大续命汤就有4个，其他还有如小续命汤、麻黄续命汤、续命煮散、西州续命汤等，用药都不离辛温，这些方药对于改善心脑血管的循环起到了积极的作用。日本汉方家曲直濑玄溯于安土桃山时代用续命汤治愈天皇的脑中风，就是一个著名的病案。医师的脑子中如果没有十分的把握，面对天皇这样的病人，岂敢投用续命汤？

6. 重视血清药理学与血清药物化学的研究新动向。

血清药理学实验方法是首先给动物服药，然后取其血清作为药物源进行药理学观察。粗制剂和复杂的成分经过消化已经过吸收分布、代谢排除等体内过程，再取含药的血清进行药理实验，比较接近药物体内环境中产生药理作用的真实过程，适用于对中药，特别是复方进行药效评价及其作用机制的研究，还可进行血清药物化学及药物动力学的研究。

血清药物化学主要是研究血清中的化学物质，观测血清中外源性活性物质及其作用和代谢规律，是近年来迅速发展起来的研究中药药效物质基础较为科学的一种方法。

血清药物化学的优点：①能防止中药粗制剂本身理化性质（各种电解质、鞣质、不同的pH值、渗透压等）对实验的干扰，能模拟药物体内过程，实现体外实验的有效性；②避免直接体外实验可能得出的错误结论。

血清药物化学研究方法也有其不足之处：①从胃肠吸收的中药有效成分在体内是进入血浆，而非血清；②凝血过程有一系列酶生成，同时刺激白细胞释放溶酶，这些酶可能降解某些中药成分；③制备与灭活血清过程会导致中药成分与中药介导体内释放物质的损失，因此，血清药物化学在血栓与止血领域研究中受到限制；④血清药物化学主要适用于研究通过血液而起治疗作用的中药，而对于一些有效成分不通过血液起作用的药物，如一些外用药、靶向制剂和直接刺激胃肠道药物则不太适合用此方法。

血清药物化学研究方法的建立，开创了中药复方研究的新局面，为研究中药药效物质基础和阐明中药作用的物质基础提供了技术支持；而开展中药血清药物化学与中药血清药理学协同研究，将有助于揭开中药复方作用的物质基础和作用机制这个黑匣子。中药指纹图谱现已成为中药物质基础研究的一种新模式和研究体系，如果利用指纹图谱的建立与血清药物化学相结合，就能更加清楚地阐述中药的药效物质基础。

香苏饮
治慢性胃炎案

　　某女患者，近一月来连续出现胃胀、嗳气、胸闷等症状，西医检查说是慢性浅表性胃炎。据她反映，一直以来都胃寒，只要稍吃寒性的食物就会吐口水。除了上述症状外，未见其他明显异常，腹诊亦未见异常。背部按诊发现第七胸椎棘突下的"至阳"穴有压痛。根据症状我投予 3 剂香苏饮。

　　具体处方如下：

　　香附 10g，苏梗 10g，陈皮 10g，甘草 3g，高良姜 3g，大枣 3 枚。

　　嘱咐她每天临睡前俯卧在床上，把热水袋放在背部第七胸椎棘突下的"至阳"穴周围热敷，可以加强疗效。

　　服药不到 3 天，患者来电非常兴奋，说中药效果非常好，服药后胃胀、嗳气、胸闷等症状明显减轻。前后总共也就吃了五六剂中药，症状基本消失。

　　临床治病，我喜欢运用经方的方证辨证和针灸、刺血、按摩等外治法相结合，疗效很好。

大柴胡汤合三黄泻心汤治胃病案

去年4月，来了一个中年妇女，体质壮实，面色暗红，患胃病多年，近半年加重。西医通过种种检查，排除了肿瘤，但是药物疗效不理想。也看过好多中医，有的还是很不错的医生，但是还是没有治好。求诊于我的时候，我叫女儿替她诊治。病人看我女儿是新手，有点儿犹豫。女儿根据患者胸胁苦满、心下压痛的腹证，以及口苦、呕逆、纳呆、便秘、尿黄、舌红苔黄等症状与体征，诊断为大柴胡汤与三黄泻心汤证。

我又重新核实了一次，觉得方证能够相对应，就在女儿写好的处方上，签上自己的名字。6天后，病人兴高采烈地来复诊说，服药后3个小时以后，诸症就明显减轻；服完5剂药，食欲大开，半年的胃脘部不适消失了。但复诊时发现，患者心下压痛的腹证只是减轻一些，就在原方的基础上加减化裁。后来经过1个多月的治疗，患者心下压痛的腹证才完全消失。就在最近的1个月前吧，病人又来了。因为春节的时候饮食不慎，又加上外感发热，引起旧病复发。这次，也是我女儿先给她诊治，我在旁边观察。我看到病人对我女儿颇为信任，发现和去年初诊时的态度大不一样。

临证心悟

这个病人诊治的故事，说明一个事实：方证辨证，实实在在，朴朴实实。特别是张仲景所倡导的腹证及诊腹法，是我们临床中医生的无价之宝。但晋唐以降，经方医学渐衰，而诊腹之法几被遗忘。自吉益东洞提出"先证而不先脉，先腹而不先证"的主张后，汉方家对腹诊重新产生了兴趣。然而中国中医界对其热情不高，真是令人费解。这个病人胸胁苦满、心下压痛的腹证，如果不通过腹诊如何得知？所以前医始投半夏泻心汤，继投黄芪建中汤，后投香苏饮，均未击中目标。

临床上，每当我触摸到病人的典型腹证时，方证辨别的准确性就增加了，病证治愈的概率也会明显地提高。几十年来的临证，几乎每一个病人我都要进行腹诊，腹证已经成为我诊察方证的主要根据。每当看到某位中医生诊治疾病时没有腹诊，我的心里就会感到空落落的不安。我就不明白，这样好的诊察方法为什么不好好地利用？！

桂枝新加汤
治萎缩性胃炎伴中度肠上皮化生
（太阳太阴合病）案

胡女，40岁。初诊：1996年10月5日。

胃病多年，经纤维胃镜及病理检查确诊为中度萎缩性胃炎伴中度肠上皮化生。近半年来，胃痛隐隐而喜按，心情忧郁，体重明显减轻，时时盗汗，时有烦热，食量甚少，晨起干呕，便软而细，眠欠深酣，多梦易惊悸，关节酸重无力，体型偏瘦小，肤色苍白清癯，恶风肢凉，夏日畏热而汗多，秋冬易外感，鼻鸣涕清，月经量少而衍期；脉浮缓无力。腹诊：腹部扁平，腹肌拘紧，心下痞硬，按之则微痛不适。此为太阳病卫阳不足，寒湿乘虚侵袭太阴，脾胃升降失司所致。法宜调和营卫，益气和胃，本桂枝新加汤方意用之。

桂枝、炒白芍、党参各15g，炙甘草5g，大枣3枚，生姜5片，5剂。

药后较适，恶风流涕减。加白芍至25g，连续服用15剂，胃痛明显减轻，大便成形，夜间盗汗已少，纳增，腻苔已退。方证相当，守方随症化裁，并以艾条熏灸上脘、中脘、至阳等穴区，坚持治疗3个月。胃病日趋轻微，直到全部消失。停药后，嘱其继续自灸中脘、气海、关元、足三里等穴，以资巩固。1997年5月16日，复经胃镜及病理检查，诊断仅是浅表性胃炎之象。追踪观察5年，未见复发。

临证心悟

此案运用桂枝新加汤取效的根据有四：①《伤寒论》云："发汗后，身疼痛，脉沉迟者……新加汤主之。"患者"脉浮"虽和上述条文不合，但病因病机符合桂枝新加汤的方证；②患者具有"桂枝体质"的特征：形体消瘦，肤色苍白清癯，目光炯炯有神，容易出汗，习惯性感冒，腹部平坦，腹肌拘紧等；③临床有桂枝汤证的表现：恶风、烦热、汗出、鼻鸣、干呕、脉浮缓等脉症；④日本汉方家汤本求真说："人参以治胃衰弱痞硬，由于新陈代谢机能之减衰为主目的。"（仲景时代的人参即现时的党参）此案具有脾虚心下痞硬的腹证，故选用方中有人参的桂枝新加汤。

小柴胡汤合小陷胸汤、苓桂术甘汤治慢性萎缩性胃炎（少阳病）案

包女，42 岁。初诊：1997 年 11 月 15 日。

胃痛多年，确诊为重度慢性萎缩性胃炎伴高度肠上皮化生已有 3 年。近半年来，形体日见消瘦，面色黧黑、晦滞不泽，头项强痛，仰举旋转有碍。晨起眼睑浮肿；胃脘胀痛，食入胃痛即发，饥时稍安；欲嗳不得，胃中有振水声，时吐苦浊，吐浊后稍感舒适；大便秘涩如羊矢状，四五日一行；情绪不宁时，诸症有加。胃痛发作时，常伴口疮齿浮，不能咀嚼。纳食不馨，常泛清水，有咸味；带下清水样，量多。舌暗淡红，苔黄腻水滑，脉沉弦。腹诊：心下胃脘处胀满，悸动不安，以手推之，则水声辘辘，按之则痛；两胁按之不适，右胁叩之隐痛，波及胃脘。此案症状错杂，其病机为少阳气郁、痰热郁结、水饮上逆所致。法宜调畅少阳气机、清化痰热、利水降逆，本小柴胡汤、小陷胸汤、苓桂术甘汤方意用之。

柴胡、桂枝、白芍、白术、半夏各 10g，全瓜蒌、茯苓各 15g，生姜 5 片，黄连 5g，5 剂。

二诊时，患者述服第 3 剂药后，自觉脘腹之中出现上下转气，嗳气、矢气频频，小便畅通，大便顺解。5 剂服完，除尚有颈项强痛外，口疮、齿摇竟然自愈，胃脘隐痛减去大半。这真如《金匮要略》论气分之病所谓："阴阳相得，其气乃行，大气一转，其气乃散，实则矢气，虚则遗尿。"方病相当，效不更方，原方再进 5 剂，并用正

脊手法纠正偏歪的第 3 、第 4 颈椎棘突。

三诊时，胃痛基本平复，惟遇寒偶有腹胀，纳食欠香。这是气机未尽调畅，转为六君子汤调理而善后。守方进退加减，并每日坚持自我指压第 2 掌骨桡侧中点胃穴。先后服药 2 个月余，而诸症痊愈，经纤维胃镜及病理检查，仅是浅表性胃炎之象，"肠化"现象亦消失。追踪观察 3 年，未见复发。

临证心悟

1. 小柴胡汤是少阳主方，论中方后云："若腹中痛者，去黄芩，加芍药。""若心下悸，小便不利，去黄芩，加茯苓。"我谨守其法，进退加减而取效。

2.《伤寒论》中重视腹证，如小柴胡汤的"胸胁苦满""胁下痞硬"；小陷胸汤的"心下按之则痛"；苓桂术甘汤的"心下逆满""心下悸动""心下有振水音"等。因为腹证的表现都具有客观性，所以易于掌握。本案以彼例此，则目标昭然。

3.《伤寒论》云："结胸者，项亦强，如柔痉状。"可见颈项强痛与结胸病胃脘痛有内在的联系。我临床上发现，如果结胸病伴有颈椎棘突错位而引起颈项强痛者，纠正颈椎的细微错位能治愈结胸病，所以颈部正脊对此病的迅速康复不可轻视。

栀子豉汤合半夏厚朴汤、小柴胡汤
治中度萎缩性胃炎（阳明少阳合病）案

林男，40岁。1999年3月9日初诊。

胃脘痞满10年，食后为甚，因而畏食；大便时溏时秘，有后重感。经多次纤维胃镜及组织学检查，西医确诊为胃窦部中度萎缩性胃炎、胃体黏膜腺体萎缩伴中度肠上皮化生。

刻诊：体型丰硕，面色黄暗，胃脘痞胀而嘈杂，半夜尤剧；胸窒心慌，烦躁不得入睡；晨起口苦咽燥，痰多黏稠而淡黄色。平时常恶心，咽喉有异物感，小便短赤。舌暗淡红，苔厚黄腻。腹诊：胸、胃上脘部满胀，按之胸窒更甚，上脘部柔软、无压痛，两胁肋下按之不适，右胁下部叩之钝痛。此为少阳气机失司，湿浊痰热滞留阳明。法当清热除烦，开结化痰，顺气降逆。本栀子豉汤、半夏厚朴汤、小柴胡汤方意用之。

栀子、豆豉、黄芩、半夏、苏梗、茯苓各10g，柴胡、厚朴各6g，生姜3片，5剂。

药后平平。又服5剂，药效渐著。食后作胀大减，大便顺畅，舌苔见化，嘈杂不适等症趋缓。效议再进，上方去芩，再服7剂。

诸症渐退，黄腻苔化薄，但咽喉梅核气征象尚存，时有胸闷。原方按比例少其剂量，另加旋覆花（包）、全瓜蒌、郁金各6g，再为廓清，继进7剂。

药后病体转入坦途。后以柴芍六君子汤化裁调治，并嘱其自我按压至阳、足三里、内关等穴，以期巩固。坚持治疗 2 个月后，一切安好。1999 年 7 月 20 日进行纤维胃镜及病理检查，萎缩性胃炎已达到治愈标准，仅现浅表性胃炎之象。追访 2 年，除酒食后偶有不适外，一切平善。

临证心悟

萎缩性胃炎常见嘈杂症。"嘈杂"原是众声喧闹不宁之意，临床上形容胃中像酒曲发酵，懊恼虚烦，有似饥非饥、似痛非痛、难以名状之感，正符合栀子豉汤主治的范围，如"虚烦不得眠，若剧者，必反复颠倒，心中懊恼""烦热胸中窒者"等，此案胃脘痞满，嘈杂懊恼，胸窒心慌，烦躁难眠，小便短赤，故以栀子豉汤主之。同时还兼有咽中有异物感、痰多黏稠等痰气凝结之半夏厚朴汤证和口苦咽燥、胸胁苦满等少阳气机失司之小柴胡汤证，故三方相合而取效。

黄芪建中汤加味
治萎缩性胃炎伴复合性溃疡（太阴病）案

泮男，45 岁。初诊：1998 年 10 月 12 日。

胃痛 12 年，逐渐加重。近 3 年，体重日趋减轻，神疲乏力，3 次纤维胃镜及病理检查，确诊为萎缩性胃炎伴复合性溃疡及肠化、异型增生。患者精神负担颇重，消瘦汗多，神色憔悴，面色萎黄不泽，目无精彩，头身困重，肌肉松软，晨起睑肿，口苦咽干，手足烦热；胃痛喜按喜温，饥时加重，纳呆脘痞，腹胀便燥艰涩，三四日一行，时出便血；睡眠不安，时时惊醒，时有遗精、盗汗，汗出湿衣。脉细无力，舌胖嫩淡白，苔薄白。腹诊：腹部平坦稍凹陷，腹肌拘急挛紧，脐边按之悸动应手。此乃脾阳虚损之太阴病，宜温中补气，佐以养血清热，拟黄芪建中汤加味。

桂枝、当归、蒲公英各 15g，炙黄芪、炒白芍、饴糖（烊）各 30g，高良姜 3g，大枣 5 枚，川楝子、元胡、炙甘草各 10g，7 剂。

患者自述，服药后不久即感胃脘中如有一股暖流在荡旋，随后大便畅行，胃痛得减，一身轻松欲得安寐。经上方加减调理 2 个多月，饥饿性疼痛得以控制，偶因饮食不慎，或情绪激动，或天气阴雨时，尚有轻度反复，此为胃病久痛入络之象。上方加三七 3g，猬猬皮 6g，并随症化裁再服 3 个多月。嘱其注意节饮食，戒恼怒，体力、精神日益恢复，胃痛诸症痊愈。

半年后，经 2 次胃镜与病理组织检查，证实萎缩性胃炎已转化为浅表性，肠化及异型增生消失。追访 2 年，殊感满意。

临证心悟

太阴病小建中汤方证是："法当腹中急痛者""心中悸而烦者""虚劳里急，悸，衄，腹中痛，梦失精，四肢软，手足烦热，咽干口燥"等。其中心悸难眠、便秘便血、梦遗盗汗、手足烦热、咽干口燥等内热症状的病机，就是李东垣所谓的"阴火上乘土位"。可见，仲景的小建中汤实开后世甘温除热的先河。此案未泥于滋阴清热之常规，以太阴病论治，投小建中汤随症加减而取效。此案加黄芪的根据有二：①患者具有"黄芪体质"：憔悴面容，萎黄不泽，目无精彩，肌肉松软，舌胖嫩淡白；②患者除了具有小建中汤证外，还伴有《金匮要略》论虚劳病里急所谓的"诸不足"病象：自汗盗汗、汗出湿衣、晨起睑肿、头身困重等，而这些"汗出而肿"的病症，正是"黄芪证"。

黄连阿胶汤合麦门冬汤
治浅表萎缩性胃炎伴中度肠上皮化生（少阴病）案

徐男，40 岁。初诊：1999 年 9 月 20 日。

素体羸弱，有高血压病史，胃脘隐痛多年。灼痛嘈杂心烦，痛无定时，饥不欲食，食入无味。2 年前，经纤维胃镜及病理检查，确诊为浅表萎缩性胃炎伴中度肠上皮化生及胃酸分泌功能低下。长期服用麦冬、沙参、木瓜、生地等养阴药罔效。

刻诊：形瘦颧红，五心烦热，失眠盗汗，口干而苦，干呕嗳气，心悸不宁，小便黄短。胃痛以空腹时为重，发时灼热嘈杂懊侬，无法入睡。脉弦细数，舌嫩红少苔，舌根有剥苔。腹诊：腹部平坦，腹肌按之菲薄而拘急；胃上脘自觉痞胀，轻按之痞硬，稍重按压则虚松无抵抗力。此为阴虚燥热之少阴热化证，法当滋阴泻火，辛通止痛。本黄连阿胶汤合麦门冬汤方意用之。

麦冬 20g，阿胶（烊化）、生白芍、党参各 10g，黄连、生甘草、黄芩、半夏各 3g，粳米 1 把（自加），5 剂。

药后平平，但方证相符，守方不变，再 7 剂。药后胃灼痛感减轻，宗原方去芩，加栀子 6g，蒲公英 15g。

三诊时，睡眠转安，食欲开始好转，胃痛更减，但夜间尚有嘈杂。方已中鹄，守方进退，随症加减，连服 80 日而诸症痊愈。停药半年后进行纤维胃镜及病理检查：诊为浅表性胃炎，肠上皮化生完全消除。追访观察 2 年，体重增加，胃痛没有复发。

临证心悟

《肘后百一方》认为，黄连阿胶汤治疗"大病差后，虚烦不得眠……懊侬"。日本汉方家尾台氏则一语道破："类于栀子豉汤证而证情不同，实然。"我的经验，二方均治胃中嘈杂灼痛、懊侬烦热、失眠心悸诸症，但黄连阿胶汤证属于少阴病阴虚内热证候，而栀子豉汤属于阳明病邪热残留的证候，一虚一实，同中有异。

麦门冬汤治阴津亏虚，肺胃气逆，须甘凉濡润法，但痛证郁滞，非辛不通，故麦门冬汤中麦冬和半夏之比为7∶1，寓辛通降逆于大剂甘凉濡润中，则凉润而不滞，辛开而不燥。

吴茱萸汤合理中汤
治中度萎缩性胃炎伴肠上皮增生
（厥阴太阴合病）案

王女，62 岁。初诊：1999 年 12 月 20 日。

患胃病 20 年。近年来几乎每日均感胃脘冷痛，冷气上冲，胸胁逆满，干呕颠痛。大便溏薄，日 2 ～ 3 次。经纤维胃镜及组织病理检查，确认为胃（体、窦）部中度萎缩性胃炎伴肠上皮增生；结肠镜检查，诊为慢性结肠炎。刻诊见：体型瘦长，精神不振，面色苍白无华，并呈淡青色，纳食不香，喜唾，食入嗳气频频，时呕逆。脉象沉细，舌暗淡红，苔厚白水滑。腹诊：心下部有重压感，按之略膨隆，推之有振水音，胸胁痞满拒按。此为厥阴病浊阴上冲，胸阳不得宣化，脾阳失于运化，水饮停蓄胃中，并随气上逆。法当暖肝温胃，通阳降逆为治。本吴茱萸汤合理中汤方意而投之。

党参 20g，吴萸、白术各 10g，生姜 10 片，大枣 10 枚，5 剂。

针刺：内关（双）、足三里（双）、太冲（双）、百会，留针 15分钟。

针后即觉呕逆之势趋缓。但第 1 剂药后 2 小时，胃痛、头痛加剧，头晕烦热，腹中雷鸣，水泄数次。我再三考虑辨证施治的每个环节，认为没有失误，守方继续再服。随后，"瞑眩"现象消失，诸症明显减轻。原方已效，减其剂量再投 5 剂。并嘱患者每日自我指压上述 4 个穴位，以增强疗效。

药后胃痛减，冷感消失，但尚有口苦、口干、纳呆、大便溏薄、晨起眼睑浮肿、小便短黄而不利。腹诊见心下悸动，仍有振水音，胸胁支结。脉沉弦，舌苔薄黄。太阴病尚在，而厥阴病已由阴转阳，转化为少阳病。诊为少阳太阴合病。宜和解少阳，温中化浊。本柴胡桂枝干姜汤方意加减而用之。

柴胡、桂枝、天花粉、牡蛎、茯苓、白术、蒲公英各10g，干姜5g，炙甘草3g，5剂。

药后诸症均减，依上方随症加减，连服60余剂，诸症一一消失。2000年7月9日复经胃镜及病理检查，均达治愈标准。1年后随访，喜见患者完全康复。

临证心悟

此案初诊时见厥阴太阴合病，肝气乘脾夹饮上逆，投以吴茱萸汤，竟出现"瞑眩"现象。守方继续再服，吐逆止，头痛减，出现阳复阴退的转机，厥阴病由阴出阳转变为少阳病。然而中阳未复，于是呈现少阳太阴并病之格局。临床主要症状"胸胁满微结，小便不利，渴而不呕，但头汗出，往来寒热，心烦者"正与柴胡桂枝干姜汤证相符合，然条文中并无胃痛、下利、腹胀等胃肠症状的记载，这是因《伤寒论》文简症略，其义有待引申。日本汉方家榕堂尾台在《〈类聚方〉广义》柴胡桂枝干姜汤证的条下说："大便溏薄、小便不利、面无血色、精神困乏、不耐厚味，宜此方。"刘渡舟认为柴胡桂枝干姜汤有"小柴胡汤与理中汤合方之义"，经以上注释，蕴义了然。对照此案阳复阴退转机后，所具有使用柴胡桂枝干姜汤的充分条件，投以此方，守方 2 个月，其病霍然。

在治疗厥阴病时，屡屡出现"瞑眩"现象，这不是偶然的，而是厥阴病出现阳复阴退转机的先兆。汤本求真说："《尚书》曰'药不瞑眩，厥疾不瘳'，是为前人未发之真理，而亦医者、病者所信服之金玉良言也。"我的浅见是：在治疗过程中出现的瞑眩现象，是疾病的病理稳态开始动摇而趋向于正复疾却的佳兆。

黄芪建中汤合肾气丸
治萎缩性胃炎（脾肾阳虚）案

曹某，男，30 岁。初诊于 1997 年 5 月 3 日。

自诉年幼多病，有肝炎病史。近年胃脘冷痛，饥时嘈杂，食入即安，时有嗳气。经医院胃镜、病检及乙肝抗原体检测，确诊为萎缩性胃炎及乙肝病毒携带者（乙肝表面抗原阳性）。

刻诊： 瘦长体型，神疲乏力，短气自汗，腰脊无力，形寒肢冷，小便清长，大便涩艰而溏；脉细缓，舌淡红，薄白苔。腹诊：心下压痛，但按之反舒，腹肌菲薄，少腹按之无力，有空虚感。

证属脾肾阳气不足。黄芪建中汤合肾气丸方意治之，7 剂。

药后胃纳稍安，守方 1 个月，诸症悉减。上方进退化裁，再连服 2 个月，临床症状好转，体重增加，腹诊少腹较前充实，经复查，萎缩性胃炎逆转。但尿色加深而秽臭，乙肝抗原体检测依旧，肝功能检查：SGPT 升高超出正常范围。转投金匮肾气丸，每日吞服 2 次，每次 10g，并以蒲公英 30g 煎汤送服，坚持服用 45 天，复查"两对半"出现乙肝表面抗原阳性、乙肝表面抗体阳性。守原法减其量再服 50 天，复查"两对半"出现乙肝表面抗体阳性，其他各项阴性。SGPT、SGOT 均在正常范围内。停药观察，3 次复查，康复。

临证心悟

萎缩性胃炎与乙肝病毒潜伏者，属顽固性慢性病。它的顽固性表现在正气受挫，邪毒胶着不去而阻滞气机。因此，邪正相持逐渐形成超稳定的病理结构。我治疗这类疾病的原则是：一方面能促进机体主体性反应，创造能充分显露主症的内环境，同时加强局部反馈信息激活生理学上的对抗系统，促进邪正斗争由相持转向激活，当症状完全出来时，就能动摇机体的病理稳态而达到治愈疾病的目的。激活抗病系统最好的办法是，扶助阳气，促使阳气旺盛，阳气与毒邪由相持转向激化，则可能缩短病程。阳气是机体温煦之源，肾阳又是一身阳气之根本，用肾气丸治疗，是符合经旨的，这是取效的关键。

需要说明的是，在激活阳气的过程中，会不可避免地出现尿色加深、SGPT升高等"瞑眩"现象，这也是意料之中的事。《尚书》云："药弗瞑眩，厥疾弗瘳。"随着阳气的恢复，一时加重的症状就会消失。为了更为安全，可加一二味清热解毒药物辅助之。

旋覆花汤
治胃手术后倾倒综合征案

患者男，67岁。30年前因为练气功而出现胃胀、嗳气。1年后，行胃切除手术，手术后，仍然一直胃胀、嗳气，西医诊为胃手术后倾倒综合征。因屡用中西药无效，症状也不严重，患者没有认真治疗，一直坚持工作。但近年来胃胀、嗳气加重，并发现患有高血压、冠心病，近3个月来嗳气不停，自觉胃气停滞在背部（至阳），或者前胸（膻中），痛苦使人日夜不安。近一个月前的一天，由于胃气停滞，背部极度胀满而连续5天失眠后，使冠心病发作而住院，当胸闷、胸痛、头晕减轻后出院，求诊于中医。

初诊（2009年2月3日晚）：血压65/167mmHg，忧郁，面色淡黄少泽，纳呆、胃胀、嗳气不停，自觉胃气停滞在背部（至阳），夜眠不安而盗汗，几乎整夜辗转不眠。自觉少腹胀，二便可。脉沉细，舌苔厚白腻。腹诊正常，背诊至阳压痛。指压、刺血、拔罐后，嗳气频频，如闷雷滚滚，自觉停滞在背部的气结舒解，予以八味解郁汤5剂。

二诊（2月8日）：自述2月3日晚至阳刺血、拔罐后，当晚胃胀、嗳气、背部气结停滞减少，一夜安眠。2月4日开始服药，2月4日、5日，情况较好；2月6日开始，又有反复；2月7日、8日又自觉胃气停滞在前胸（膻中），痛苦使人失眠。反复考虑似《金匮》瘀血停滞胸膈的肝着病，可诊断为旋覆花汤证，投旋覆花汤7剂。

三诊（3月7日）：服旋覆花汤后，所有症状渐渐缓解，原方连续服用20剂，已恢复到30年前胃手术后的状态。

目前停药观察，近两周情况稳定。

临证心悟

此案扑朔迷离，胃胀、嗳气等胃气停滞、上逆的症状掩盖了瘀血停滞胸膈的肝着病。30年来，胃手术后倾倒综合征未愈，又出现高血压、冠心病，临床瘀血证的症状与体征不典型，所以给诊断带来了困难。诊断旋覆花汤证也带有猜想的成分。看来，临床加强对瘀血证的观察和研究很有必要。

大建中汤
治腹痛案

　　患者是一位小学三年级的小姑娘，10岁，由母亲带来就诊。小女孩几个月来饱受腹痛的折磨，时时发作，缠绵难愈。近段时间腹痛的次数愈发频繁，有时一日多次，发作时还伴有吐酸。去当地医院做了检查，医师诊断为蛔虫病，但经多次驱虫也未见效。

　　我对她进行了详细的诊察，具体情况如下：患者血压偏低，冬天容易手足冰冷；经常胃口不好，伴有呕吐吞酸，大便时溏时结；脉象沉弱，舌淡苔白；腹诊发现她的腹部肌肉又薄又紧，轻轻地按压腹部就会感到腹肌下面凹凸不平，好像摸到一头小动物在里面滑来滑去一样，稍用力腹部就会感到微微疼痛，腹部可听见辘辘有声的肠鸣音。我认为患者是太阴病阴寒内盛，必须温中补虚，降逆止痛，予以大建中汤：

　　蜀椒4.5g，干姜3g，党参9g，阿胶15g（烊）。3剂。

　　服药后患者呕酸、腹痛消失，食欲也大为好转。再次腹诊发现，其腹部凹凸不平的东西不见了。

临证心悟

　　以上病案这种特征性的腹证，现代医学认为是"肠形"。在小儿和显著消瘦者出现"肠形""肠形蠕动波"是功能性的病变；一般人如果出现"肠形"则多属于肠梗阻的征象，因此有重要诊断意义。

检查方法：患者仰卧，双脚伸直，显露全腹，检查者观察其腹部外形，可发现特殊的局限性腹壁膨隆或肿物，其位置不定的鼓胀现象，大小不一，长短不等；有的为局部鼓包，有的具肠管外形；有时仅出现于腹部某一局部，单个或数个，有时数目多而遍及全腹；触之表面光滑、质软、有囊感；叩诊多呈鼓音。

肾气丸
治慢性结肠炎（肾阳虚）案

胡某，男，73 岁。初诊于 2000 年 10 月 12 日。

慢性泄泻延今三载。肠鸣便溏日六七次，黎明时常有水泻；神疲肢冷，语声低微，少气懒言；脉沉细，舌暗淡白，苔白厚。腹诊：脐下按之松软，少腹部腹直肌拘挛，按之疼痛。展阅病历，前医曾屡投四神丸、附子理中汤、胃苓汤诸方而少效，而证属肾阳虚无疑，以肾气丸主治的"少腹拘急"为目标。先予肾气丸料汤剂。

7 剂后，肠鸣及大便次数均减。方已对证，续以肾气丸吞服，每日 2 次，每次 10g。连服 15 天，精神大振，大便成形，每天 2～3次。再予原方 1 个月，徐徐图之，以臻完功。药后渐渐痊愈，随访 1年，大体还可，偶有复发，稍服肾气丸即愈。

临证心悟

从方剂使用的范围来讲，有两类不同的方：一类是"普治方"，一类是"专病专方"。"普治方"使用范围广泛，但针对性不强；"专病专方"针对性强，但使用范围狭窄。对老人的整体性阴虚、阳虚、气虚、血虚，"普治方"可能比"专病专方"更胜一筹。此患者年愈古稀，肾阳已衰，根据"肾开窍两阴"的理论，老人的泄泻责之于肾阳虚是顺理成章的。阳虚泄泻首选四神丸、附子理中汤是使用

"专病专力"。然而医道精微，难以胜算，辨证无误，选方不当，也会治疗无效，所以临床不要被"专病专方"所束缚。此例即以肾气丸这一"普治方"而取效，使我更体会到治疗老年人的各种慢性病，应多考虑使用"普治方"。

附子理中汤合苓桂术甘汤
治慢性肠炎案（针药并用）

　　患者是一个青年渔民，24 岁，患慢性腹泻已经 2 年了。西医的诊断是慢性肠炎、肠道紊乱综合征，久治无效；中医按大肠湿热论治，病症未见改善；草医解毒止痢，也没有明显的进展。屡治无效以后，他已经对治疗失去了信心，家人请我到他家里看病。他可能事先并不知道，所以当我到了他家里以后，他在楼上迟迟不肯下来，让我感到有点儿出师不利的尴尬。他的妻子看见我进退不得、左右为难的样子，就连声道歉，并拉扯着夏成锡下楼。我抬头看见一个瘦长的青年，穿着臃肿的棉衣棉裤，十分不情愿地从楼上一步一步地走下来，暗黄憔悴的皮肤，一脸狐疑的神色透露出不加掩饰的不信任，然而其聪慧明亮的目光并不因久病而黯淡。

　　我同情他这样年轻就久病缠绵，不相信一个普通的肠炎就无法治愈。

　　我亲切热情地向他问候，与他坐下来慢慢地聊天。先耐心地听他讲述 2 年来的病情变化与诊治过程，以理解与友好的眼光注视着他，以赞同的语气应答着他的感慨，就这样渐渐地化解了他的敌意。我发现他在病史描述中，用词恰当，条理清楚，重点突出，然而一种悲天悯物的心态十分明显。在我的劝解声中，他把冰凉的手腕放到由书卷起来代用的脉枕上。

当时的脉症如下：

脉细，舌淡，形寒肢凉，头晕神疲，纳呆口淡，小便清长，大便溏泄，一日多次，肛门控制大便的能力减弱。一派少阴太阴之象，典型的附子理中汤证。腹诊所见：腹肌扁平菲薄而无力，心下有振水音，按之悸动应指，证实了以上的诊断大致不差。但是"心下有振水音"与"按之悸动应指"这些腹证，加上"头晕"一症提示着还有水气上逆的病情，于是必须在附子理中汤的基础上加上苓桂术甘汤。在整个诊察过程中，夏成锡的态度始终是冷冷的，患者这样地不配合我还是第一次遇见。我把处方开好以后，就把自己对他的病症诊治的依据详细地告诉了他，叫他先煎服 5 剂。

我自信会治好他的病，所以笑着对他说："只要你耐心治疗，你的病会痊愈的。"

"这样的病，你有治过吗？"他轻轻地问。

我听得出，在他的问话里虽然对我还有一些不信任，但经我一番言说以后的他，对我的警戒心理已经有了一点放松。

我很肯定地点点头，笑着说："我村子里有一个中年妇女腹痛腹泻 2 年，白带如水 1 年，我就是用附子理中汤合真武汤把她治愈的，疗程也只有一个多月。"

他半信半疑地说："我在医院里碰到许多慢性腹泻的病人，诊断的病名都清清楚楚的，什么过敏性结肠炎啊，肠道紊乱综合征啊，肠结核啊，但是治疗效果都不好。"

我承认他说的情况是事实，就对他说："西医对慢性肠炎的鉴别诊断是有办法的，但在治疗上疗效不是很确定。这种病还是中医针灸疗法好一些。"

他颇有情绪地说："中医师看了好几个，中药吃了好几箩，我的病为什么总是不见效呢？"

这个问题我一时无法回答，就说："中医没有一种专门治疗慢性肠炎的药，只有在正确辨证下的方药才能取效。"

"你怎么知道你的辨证处方会是正确的呢？"他一点也不客气地说。

《伤寒论》中方证对应的诊治方法是中医学中最有效的一种疗法。"我只得从头到尾一一道来，"你的病症表现与太阴、少阴病附子理中汤证与痰饮病苓桂术甘汤证非常符合。"接着我就把太阴、少阴病的提纲症和他的临床表现做一一对照，把附子理中汤证与苓桂术甘汤证和他的脉症、腹证也做了比较。他一声不吭地听着，一双乌黑的眼睛在闪闪发亮。

"我认为辨证的正确与否只有通过治疗的实践来决定，你假如相信的话就先服 5 剂药试试看。"我告诉他。

我把处方递给他，处方上写着：炙甘草 6g，附片 9g，白术 15g，党参 15g，桂枝 9g，茯苓 15g，干姜 9g，5 剂。

他接过处方，认真地看了一会儿，一声不吭。我看他犹豫不决的样子，就想出一个妥善的办法，就是在中药服用之前，先行用艾条自灸 1 周，为他选出以下几个穴位：中脘、气海、关元、阴陵泉，并告诉他艾条熏灸这几个穴位的效果就是温补太阴、少阴的阳气，温通温散全身的水湿，相当于附子理中汤合苓桂术甘汤的功效。如果诊治不当，也没有什么副作用；如果有效，我们就方药与温灸双管齐下，可以缩短疗程。

实实在在的方证辨证分析，先灸后药的诊治方案设计，热情自信的治病态度，终于化解了他的悲观与困惑，他欣然同意了我的诊治计划。我在状元镇诊治的第一个病例就这样稍有波折地开始了。

1周后，他笑吟吟地来找我了。艾条自灸1周，全身感到几年来从未有过的舒畅，所有的症状有所改善，大便控制不住的现象明显减少。明显的疗效使他相信了我，满怀信心地把1周前的处方拿去抓药了。服药后一切反应良好，就一直守方不变，同时每天自灸不暇。连续诊治3个月，所有症状消失，唯有神疲体弱状态难以消除。

临证心悟

艾灸中脘、气海、关元、阴陵泉这几个穴位能温补太阴、少阴之阳气，温通温散全身之水湿，也相当于附子理中汤合苓桂术甘汤的功效，针药结合能起到事半功倍的效果。

半夏泻心汤
治胃肠炎案

　　我生平第一次开中医处方的患者是我同一生产队的一个年轻农民。他因为端午节多吃了鸡蛋与棕子，出现呕吐、腹泻、腹痛等症状。西医诊为急性胃肠炎，输液后好转，但胃胀、呕逆、便溏，几个月一直不愈。看了几个中医，都认为病因是伤食，处方离不开消导化食的药物，但治疗的结果是不但无效，病情反而日益加重。他的体重3个月减少了20多斤。最后来我处求诊。我根据患者当时的三大主症：心下痞硬、呕吐恶心、肠鸣下利，认为是半夏泻心汤类方证。

　　"呕而肠鸣，心下痞者，半夏泻心汤主之。"这是《金匮要略》对半夏泻心汤证的经典描述。由此可知，本方证有上、中、下三部位表现，即上呕、中痞、下肠鸣，病变在整个胃肠道。再考虑他另有口疮、睡眠不安等兼症，最后选用甘草泻心汤。当时年轻气盛，认为方证丝丝入扣，必然有效。患者服了3剂药后，诸多症状明显得到改善。我高兴得手舞足蹈，仿佛找到了学习的方向。经过一个来月的治疗而痊愈。

　　在这个伤食病人的治疗过程中，没有使用一味消导化食的药，但是却能有效地治愈了这个伤食病人的胃肠炎症。40年了，病人和我时有联系。我特别记住这个病人，因为是他的诊治成功，使我信服了张仲景的《伤寒论》，使我从实践中知道方证辨证在临床上的指南作用。

　　在这里要加以强调的是，我并不是一味地反对伤食病人临床使用消导化食的方药。恰恰相反，我每次遇见病人有消导化食的保和丸的方证，就毫不犹豫地给予保和丸。保和丸的方证是：口臭、厌食、嗳气酸腐、腹部胀痛拒按、便臭不畅、舌苔腐黏等。

保和丸
治小儿久咳案

　　我原来居住社区的一个居委会主任的小孙女，6 岁，咳嗽 1 年多，久治不愈。后来求诊于我，诊察所见，一派保和丸方证：口臭、厌食、腹胀不适、便臭尿黄、舌苔黄腐等。我给予保和丸料方，3 剂。第 2 天晚上，居委会主任来电话，焦急地说："服药已经 2 天，第 1 天没有动静，今天连续腹泻 3 次，到底怎么回事？"我问："大便臭不臭？"回答说："臭气冲天。"我问："咳嗽如何？"他如梦初醒，高兴地说："已经一天没有听见她咳嗽的声音了。"我说："不碍事，剩下的 1 剂药继续服用。"这个咳嗽了 1 年多的小女孩就这样简单地治愈了。

桂枝加附子汤
治脚尖发冷随即腹部不适而腹泻案

　　患者男，今年50岁，农民，永强人。素来身体健康，好像从来没有生过病。但近5年来，经常感到脚尖发冷，特别是在夏天，一感到脚尖发冷腹部就不舒服，随即腹泻。今年发病比往年更加频繁，手足也出现痉挛的状态，这是过去所没有的现象，所以患者心中有点恐慌。其间也到过医院看过不少医生，都认为是肠道功能紊乱，治疗后没有明显效果。算起来患者和我也是个远房亲戚，于是上门求诊。

　　初诊于2005年7月10日。

　　经诊察，除以上症状外，另有：冬日盗汗，夏天自汗，口淡不渴，但是脉舌无发现异常。腹诊时发现腹肌薄而无力。初步印象是桂枝汤证。患者夏日脚冷引发腹部不适的症状特征，使我想起日本汉方经验口诀："夏日足冷而腹痛者，桂枝加附子汤。"于是我投桂枝加附子汤7剂治疗，以干姜易生姜。其实这个方剂就成为桂枝汤与四逆汤的合方了。

　　服药1周后，于7月17日复诊。患者说，汤药入口后全身通畅，感到很舒服，就好像遇见了一个久违的朋友一样惊喜。同时脚尖发冷、腹部不适而腹泻的症状似乎也有所改善。

　　因上方有效，继续投予桂枝加附子汤7剂。

　　又服药1周后，药物的作用也渐渐地显示出来，手足时常发生痉挛的症状已经消失，脚尖发冷、腹部不适而腹泻的症状也有明显好转。然而自汗依然如故。

根据以上症状，投予原方加玉屏风散，并要求患者连服2周以后停药观察。

此后，病人连续服用桂枝加附子汤加玉屏风散合方1个月，诸症消失而停药。1年后遇见他的家人，得知此病已愈。

临证心悟

1.经方医学要重视口诀，"医学别传，不立文字"。

晋·葛洪《抱朴子·明本》谓："岂况金简玉札，神仙之经，至要之言，又多不书，登坛歃血，乃传口诀。"唐岑参《下外江舟中怀终南旧居》诗云："早年好金丹，方士传口诀。"

经方医学的主要特点就是随证治之，方证相对，类证鉴别。以上病案如果追究病因病机就比较困难，然而方证辨证，结合汉方的经验口诀却显得简单而有效，临床医生何乐而不为呢？

2.这个病案中的"脚尖冷"，为什么不考虑加细辛？细辛治疗宿饮、停水，故治水气在心下而咳满。这个患者"形寒肢冷、汗多下利"是典型的四逆汤证，所以加附子，易生姜为干姜，使之方证相对应。

桂枝加龙骨牡蛎汤
治盗汗、遗精、多梦案

　　患者男，今年30岁。高个子，体形偏于消瘦，面色苍白，看上去感觉很疲惫，无精打采的样子。因盗汗、遗精、多梦多年，经多方治疗，但疗效不理想。近月病情加重，特来我所诊治。

　　2003年1月24日初诊：患者主要症状表现为夜间多梦、盗汗、遗精。自觉头重头痛，头面部有烘热感，怕冷恶风并有大便结、小便黄等。

　　腹诊发现心下痞满，特别是少腹部脐旁边皮下触摸到一个2～3cm^2、长如铅笔芯样的硬物。这样的腹证，加上以上诸症，是典型的桂枝加龙骨牡蛎汤证。

　　于是，先投予桂枝加龙骨牡蛎汤10剂治疗。约服药四五天，怕风怕冷、头面烘热、头重头痛的症状开始渐渐消失；盗汗、多梦也明显减少，遗精五六天只出现1次；心下痞满、少腹脐旁如铅笔芯样的硬物也稍有减轻。但患者自觉精神疲倦，四肢沉重，躺在床上感觉会好些。

　　根据以上症状，按原方加党参10g，加重白芍药至20g。给1个月的药量，嘱其坚持服药。其后就没有再来过。

　　半年后的一天，在街上偶然相遇，他笑着对我说，现在身体一切正常。当我问及少腹脐部的铅笔芯样硬物时，他说还存在，不过没有以前那么明显了。

临证心悟

1. 腹证的诊察极为重要。吉益东洞认为，腹证比一般症状重要，一般症状比脉象重要。腹证虽属局部的症状和体征，却反映了整体功能状态的全息现象。因而针对以腹证为主体的汤药与针灸的治法，可以产生对整体、对全身补偏救弊的作用。韩国医学家把腹证称之为"腹治"。

2. 桂枝加龙骨牡蛎汤证的腹证"少腹弦急"在临床诊察时可能分别存在两种情况：一是脐下或者脐旁沿着腹壁皮下可触及铅笔芯样的东西。清代张振鉴在《厘正按摩要术》中明确地说："脐之上下任脉见者，胀大如箸，为脾肾虚。"日本汉方家大冢敬节在《汉方诊疗三十年》中详细阐述了这一腹证："在脐旁的皮下可触到长约二公分好像铅笔芯样的坚硬东西。这种腹证，会时常出现于桂枝加龙骨牡蛎汤证。"二是日本的龙野一雄在《中医临证处方入门》中指出："腹证中少腹弦急也指下腹部腹直肌紧张，但弦急的紧张程度更强……桂枝加龙骨牡蛎汤证等有此紧张之感。"

大黄附子汤合芍药甘草汤
治输尿管结石（痰瘀互结）案

吴某，男，50 岁，干部。1998 年 7 月 28 日初诊。

患肾结石 2 年。近 3 天出现阵发性腹痛，肠鸣欲便，临厕难解，小便艰涩而短黄，形寒肢冷，时有自汗。B 超检查：右肾积水，右输尿管上段扩张，诊为右输尿管中段结石。

刻诊： 右腰部胀，叩之疼痛，腹胀拒按。脉象弦紧而不虚，舌暗淡白，苔白腻，苔上有黏痰样物。腹诊：全腹胀满，按之拘紧；右胁下延及右脐旁痞硬不适，重按而痛。病为痰瘀凝结成石，属太阴证，颇合大黄附子汤与芍药甘草汤证。

生大黄（后下）、附子（先煎）各 10g，细辛 3g，白芍 30g，炙甘草 6g，2 剂。急煎顿服。药后腹部胀满疼痛逐渐消失，随之畅排二便；全身舒畅，神倦欲眠。3 天后再服 1 剂，诸症若失，腰部叩之不痛，腹部按之如常。随访 2 年，未见复发。

临证心悟

本例为痰瘀成石，久寒结石。患者腹部剧痛，形寒肢冷，舌暗淡白，苔白腻，脉弦紧，是寒之明证；腹痛拒按，腰痛畏叩，二便不畅，脉不虚是实证之象；"胁下偏痛""腹肌拘紧""阵发性痉挛样疼痛""脉紧"等符合大黄附子汤与芍药甘草汤证。

肾气丸
治脊髓性膀胱尿潴留（肾阳虚）案

患者，男，32岁，司机。初诊于2000年12月30日。

因颈椎病就医，在医治过程中出现膀胱尿潴留，住院治疗17天，开始时使用间歇性导尿，后出现尿道严重感染，只得长期插导尿管。医院决定转上海治疗，患者求诊于中医。

刻诊：愁苦面容，神疲色萎，全身骨节疼痛，肢麻畏寒，纳便尚可，眠时多梦；脉沉细，舌胖大淡红，苔厚白而润。腹诊：少腹两旁腹肌拘紧，脐下正中线可摸及铅笔芯粗样索状物。证属肾阳虚，膀胱气化失司。针关元、中极；投肾气丸料2剂，煎服。令患者先行拔掉导尿管，并在欲排尿时，用灯心在鼻孔中触弄，以引发打喷嚏，增加腹压，以利排尿。患者考虑再三，毅然拔掉导尿管，服药后5小时有排尿感，依法打喷嚏，即能自行排尿，随后排尿趋向正常。

二诊时，嘱其每日吞服肾气丸，每日2次，每次10g，连服2周，其病痊愈。随访1年，无复发。

临证心悟

1. 如此危重病证，其实只在肾气一转之间。正如《医宗金鉴》气分条文所述："气转膀胱，营卫俱劳，阳气不通则身冷，阴气不通则骨疼。阴阳相得，其气乃行；大气一转，其气乃散。"可知肾合膀胱，司气化，并非一句虚饰之言。辨证的主要着眼点是腹证，脐下"正中芯"症，一摸就知，真是举手之劳。

2. 肾气丸是以补肾阳为主而内寓阴阳并补的方剂，日本被列为治疗老年病的第一汉方；在中国，有人畏附子、肉桂的辛热而踌躇再三，其实大可不必，因为在方中附子、肉桂用量仅为地黄的 1/8，符合《内经》"少火生气"的精神，只要辨证无误，疗效可靠。腹证的诊察极为重要。腹证虽属局部的症状和体征，但却反映了整体功能状态的全息现象，因而针对以腹证为主体的治法，可以产生对整体、对全身的补偏救弊作用。

仲景在使用肾气丸时，提出了"少腹不仁""小腹拘急"两种腹证。在临床诊察时，可有三种情况：其一是，少腹部失却感觉而麻痹；其二是，少腹部的腹直肌紧张；其三是，沿着腹壁皮下正中线，可触及铅笔芯样的东西。但清代张振鉴在《厘正按摩要术》中明确地说："脐之主下生象互者，胀大如箸，为脾肾虚。"日本汉方家大家敬节在《临床应用汉方诊疗医典》中也阐述了这一腹证，提出"正中芯"这一新的名称，其阐述更为具体："有的正中芯，从脐上贯穿到脐下……有的仅限于脐上才有，只见于脐下的正中芯，是运用八味丸的指征。"言之凿凿，泾渭分明。肾阳不足的诸多疾病，如出现典型腹证时，依证首选肾气丸，是治愈该症的关键。

小陷胸汤合葛根汤加芍药治腰痛畏寒案

J老板，男，56岁，身高170cm，体重70kg。2014年10月15日初诊。

主诉：腰痛畏寒多年。

病史：腰痛畏寒多年，天气寒冷时腰痛明显，多种疗法也未见显效。去年服用肾着汤后，腰痛时有好转，但头痛难忍，失眠彻夜，医者认为是心肾不交证，转投交泰丸合附子泻心汤，服后亦是疗效平平。西医确诊为第4、第5腰椎间盘脱出症。

刻诊：中等身材，营养良好。除腰痛外，别无所苦。腹证：全腹肌弹力中等度，两条腹直肌痉挛紧张，心下压痛；颈部肌肉强直；腰部皮肤按之湿冷。

诊断：小陷胸汤证合葛根汤加芍药证。

处方：葛根60g，麻黄5g，桂枝20g，白芍15g，赤芍15g，生姜5片，甘草5g，红枣5枚，半夏10g，黄连5g，瓜蒌仁10g，瓜蒌皮10g。7剂，每日1剂。

10月23日二诊：自叙服药2天后疼痛加重，卧床1周疼痛逐渐减轻。腹诊时腹证有所减轻。

处方：葛根60g，麻黄5g，桂枝20g，白芍15g，赤芍15g，生姜5片，甘草5g，红枣5枚，半夏10g，黄连5g，瓜蒌仁10g，瓜蒌皮10g。12剂，每日1剂，服6剂后停药1天。

半年后回访：情况稳定，基本痊愈，没有复发。

临证心悟

1.葛根汤对于神经痛、风湿性关节炎、腰颈部椎间盘脱出症有效，临床验案很多。然而临证之际千万不能带着这样的一个概念框框去处方，一定要心无杂念，诊查相对应的方证而随证治之。

2.用葛根汤治疗这一类疼痛强直的病症时，葛根要重用，一般要用 30～60g。芍药时常也要重用，可以白芍、赤芍合用。桂枝的量一般 15～20g，用量太少会影响疗效。服用葛根汤初期也时有出现肢节、腰背疼痛加重的"瞑眩"现象，一定要事先告诉患者，不然的话，患者误以为医者用药错误。

3.腹诊是用方的第一要义。此病例如果没有腹诊就无法诊察到小陷胸汤证。如果葛根汤没有小陷胸汤与其合方，服用以后可能就会出现前叙的"头痛难忍、失眠彻夜"的反应，使病人无法坚持服药而放弃治疗。

葛根汤治面瘫案

王某，女，75岁。面瘫3个月。自诉3个月前，晨起即感右侧面部麻木，漱口时水往右侧口角漏下，鼓腮漏气；并自感味觉减退，不能闭目，舌的右边也感觉麻木；吃饭时，舌活动不灵活，食物留滞于右侧腮部。面色暗黄，时时感觉恶寒发热而无汗；口苦、胃部不适1个月；大便秘结，三日一行；右侧乳突前下方翳风穴处胀痛，背部至阳穴处压痛。舌红苔黄，脉浮紧。腹诊：心下压痛，胸胁苦满，腹肌结实。

太阳少阳并病，具备葛根汤证与大柴胡汤证。

根据日本汉方家藤平健先生的经验，太阳与少阳并病，一般先治疗太阳病，所以给予葛根汤3剂。

2个月以后，患者带他人来诊，我发觉患者面瘫已经痊愈，就询问其服药后的情况。患者说："服完第一剂药，第2天一觉醒来发现面瘫已经痊愈。剩下的2剂药我就没服了。"

我问："为什么不继续服用以求巩固？"

想不到她的回答是："本来嘴巴向左歪，只服一剂就好了，再服的话嘴巴向右歪不就完蛋了吗？"

真令人啼笑皆非。

这个覆杯即愈的病例为什么不用合方，必须要去研究《伤寒论》中三阴三阳的理论与"合病""并病""坏病"的诊治规矩，其中包括研究主症、客症、缓急标本等问题。

麻黄汤
治三叉神经痛案

一个三叉神经痛 7 年的妇女，是我一个学生的姑母。病发时，上、下牙剧烈掣痛，太阳穴悸痛难忍。为了止痛，拔掉了 3 颗牙齿。白天隐痛还可忍耐，夜间掣痛失眠，真是痛不欲生。我诊治时，发现其有恶风、烦热、无汗、脉浮紧等表证，遂投以麻黄汤 1 剂。第 2 天早晨，我刚起床就有人来敲门，开门后一看，原来是这个三叉神经痛的病人。她说服了中药一夜没睡，我大吃一惊，说："那头和牙还痛吗？"她说："奇怪的是牙一点也不痛了，太阳穴也不悸痛了。"我问她："中药是什么时候喝的？"她说："晚上 8 点钟服第一煎，11 点钟服第二煎。"我说："药是服对了，但服药的时间不要在晚上，可能麻黄有提神的兴奋作用。"我根据当时的脉症给她开了 3 剂四逆散，并在太阳穴刺血，同时告诉她，如果复发就再来。因为她是洞头岛人，回去了以后一直没有消息。1 年后，我向学生打听他姑妈的情况，他告诉我，他姑妈的病没有复发。

从这个病例中，我进一步体会到，在杂病中也有表证，当表证存在时，你如果不去解表，其他的治疗可能就达不到疗效，因为表证是整体性的病变，它比局部病变对机体的影响更为强烈。

桂枝加附子汤
治三叉神经痛案

78 岁的男性老人，在两个女儿的陪同下来到我的诊所。据述患三叉神经疼痛已经 3 年，经某医院手术治疗后，5 年来病情稳定。但半年前三叉神经疼痛又复发，靠每天服用 2 片卡莫西平才能止住疼痛。但在服药期间，每天深夜仍有 3 个小时剧痛，痛不欲生，如果加药，就会头晕眼花，不能自持，所以不敢加药。半年来接受过各种方法治疗，但效果不理想。在这进退两难、无计可施的时候，选择了来看中医试试。

于 2009 年 5 月 25 日初诊。

患者瘦长个子，面色苍白，平时畏寒、四肢怕冷、头颈部多汗，恐惧悲观的情绪一望而知。曾有胃痛史，但自从患了三叉神经痛后胃痛反而自愈了。脉缓大，舌大齿痕淡红，苔薄白。腹诊发现：腹肌薄而紧，有腹直肌痉挛。这样的腹证是典型的桂枝加附子汤证，所以果断投予桂枝加附子汤 1 周量。同时在太阳穴与乳突处针刺，强刺激，针刺后有效。嘱西药维持原量。

桂枝 10g，白芍 10g，甘草 6g，大枣 3 枚，生姜 3 片，附片 10g。

服药 1 周后，于 6 月 2 日复诊。据说每天深夜疼痛时间已减少到 2 小时左右，疼痛的程度比起服药前也有明显的减轻。患者很高兴并对疾病的治愈很有信心。

根据以上病情，继续投予桂枝加附子汤 1 周的量，并施以针刺治疗，穴位、手法如前。

在之后的治疗中，疼痛日渐减轻，直到疼痛消失，晚上能安然入睡，食欲增加，精神好转。随即减少西药用量，2个月后完全停止服用西药。同时也停止了针刺，中药改为2天1次，1个月后停药并保持联系，继续观察。

其后的2年时间里，复发过1次，呈现柴胡证，后服用柴胡汤而愈。从那以后至今未见复发。

后来有一次在去菜场买菜的路上碰到患者，得知他多年的腹股沟疝居然也在不知不觉中被治愈了。

临证心悟

1. 三叉神经痛就是头痛的一种，因此诊治头痛的方法都可以使用在治疗三叉神经痛上。

2.《伤寒论》中治疗头痛首当其冲的就是桂枝汤与麻黄汤，这在条文中已经明明白白地表达出来，然而我自己初学时却不知道。摆在第十二条与第三十五条开头的"太阳病，头痛"也是可以分别使用桂枝汤与麻黄汤而得以治愈的。

当然能够治愈包括三叉神经痛在内的各种各样头痛的方证还有五苓散证、吴茱萸汤证等，这里就不细细叙说了。当然也还包括后世方，如选奇汤、钩藤散、清上蠲痛汤、半夏白术天麻汤等。临证之际，只要方证相对应就能取效。譬如《兰室秘藏》中的选奇汤，药物只有五味，分量只有51g（黄芩6g，羌活12g，防风12g，甘草6g，半夏15g），治疗以第一叉神经分支疼痛为主的三叉神经痛。其所在的位置相当于眉棱骨处，与选奇汤证暗合，因此有时候投用选奇汤出现的疗效会使你欣喜难忘。

桂枝加附子汤
治全身关节疼痛案

患者为 50 岁农妇，温州永嘉人。中等身材，面色淡黄。初诊于 2011 年 11 月 10 日。

该患者全身关节疼痛 1 年多，以肘、膝关节尤为严重。因长期居住在偏僻的山村，没有得到什么治疗，病情时好时坏。近来关节疼痛加重，经人介绍来我所诊治。

经诊察，肘、膝关节疼痛而且怕冷，但无红肿变形。夜卧关节疼痛会有所缓解，时有盗汗；近日发热 38℃，但无咳嗽、流涕。脉浮数，舌淡，苔白厚。大小便、睡眠、食欲还可以。

根据以上症状，投予桂枝加附子汤治疗。

服药 1 周后，于 2011 年 11 月 18 日复诊。患者发热已退，全身关节疼痛稍有减轻，但肘、膝关节疼痛不但没有好转，反而比以前加重。因为服药后疼痛有可能会加重的情况，事先已跟患者交代过，所以她有心理准备，而且有信心再次从乡下山间上城继续诊治。

根据以上病情，投予《金匮》白术附子汤 7 剂，并施以针刺放血、拔罐治疗。

经针药合治后，全身关节疼痛有所缓和，肘、膝关节疼痛畏冷也有明显减轻。患者非常高兴，对疾病的治愈充满信心和希望。

乘胜追击，继续投予白术附子汤并加黄芪 30g，当归 30g，同时施以针刺放血、拔罐治疗。

因患者居住山区，来回看病不方便，嘱其在家里自己用艾条在肘、膝关节疼痛处熏灸 1 小时。原方（白术附子汤加黄芪 30g，当归 30g）连续服用 1 个月。

1 年后随访：病人自行服药 3 个月，并坚持每天用艾条熏灸 1 小时，一直到肘、膝关节疼痛消失才停药。但 1 年后因外感发热，全身关节痛复发。先服桂枝加附子汤 7 剂，再服白术附子汤加黄芪 30g，当归 30g，1 个月而痊愈，至今未见复发。

临证心悟

1. 现代中医多以祛风寒湿邪的羌活、独活作为治疗关节疼痛的主药，经方医学则以桂枝、白术、附子类方的方证辨证，从中可以看出两种不同中医流派的特点。

2.《金匮》白术附子汤就是《伤寒论》桂枝附子去桂加白术汤，一方两个方名，我们能够从中想到什么问题呢？日本汉方家从中看到《金匮》与《伤寒论》是两个人所写的著作。又如《金匮》的瓜蒌桂枝汤，如果依照《伤寒论》方名命名的习惯，应该为桂枝加瓜蒌汤为是。

五苓散合真武汤加减
治癫痫（痰蒙心窍）案

王某，男，33岁，干部。1995年3月15日初诊。

5年来，患者经常昏倒、抽搐，无明显诱因，常一月数发。经神经内科检查，确诊为癫痫。

刻诊： 体型消瘦，面色苍白，时有腹痛，便溏夹有黏液，下肢浮肿，小便不利，色黄而短。发作时先觉背后发冷，旋即昏仆不知人，继而四肢抽搐、牙关紧闭、口吐白沫，历时5～10分钟，醒后乏力、畏寒形冷、头眩心悸、时有颤抖。舌淡暗，形大质嫩，苔薄白腻，脉沉弦。腹诊：腹肌菲薄，扁平，两腹直肌拘急，心下悸动，脐上按之跳动明显。此为太阴少阴合病，阳气不足，水饮上泛，蒙蔽心窍。治宜温阳利水、通阳化饮，用五苓散合真武汤加减：

附子、白芍、桂枝、猪苓、泽泻各10g，白术15g，茯苓30g，生姜3片，5剂。

第3剂服后，顿觉手足与前胸后背汗出，小便爽利，头眩稍减。5剂尽服后，诸症悉减，守方再服10剂。服药期间仅小发作1次，尚觉神疲，转方为春泽汤合小剂真武汤，连服3个月而痊愈，随访6年，未见复发。

临证心悟

　　患者消瘦，面色苍白，自汗，腹肌菲薄，按之拘紧，符合桂枝汤证；背冷，心下悸动，下肢浮肿，小便不利，为典型的五苓散证；形寒肢冷，腹痛，头眩，心悸，筋惕肉瞤，为真武汤证。脉症、舌象均符合痰证，故投五苓散、真武汤合剂而愈。后因邪去正虚，故加党参并小其剂而收全功。此病治疗，如仅从病因出发，不做方证、药证的具体分析，恐怕不能中鹄。

半夏泻心汤加味
治肥胖病（痰湿壅滞）案

林某，男，40岁，工人。1995年9月20日初诊。

身高168cm，体重83kg，曾被确诊为"肥胖症""高脂血症"，服西药及减肥中药多月，未效。近1个月来，日趋肥胖，竟增加到93kg。

刻诊：自觉全身皮肤有绷紧感，身倦，神疲，嗜睡，口淡时苦，涎多，呕恶嗳气，纳增便软，肠鸣矢气。脉缓，舌淡，苔白腻、有痰涎稠黏。腹诊：心下痞硬，按之微微不适，大腹便便，按之松软。此为太阴类病，痰湿内蕴，脾胃气机升降受阻，使脾主肌肉、四肢之职失司。法宜调和脾胃、辛开苦降，予半夏泻心汤加味：

半夏20g，黄芩、党参、干姜、荷叶各10g，黄连3g，大枣3枚，炙甘草3g，山楂30g。

每日1剂，共服15剂，体重下降了3.5kg，自觉神振脘舒，呕恶减少，大便成形。效不更方，仍宗上方化裁，续服15剂，体重又降了4kg，臃肿体型渐消，心下痞硬之症稍减。原方加减继服15天，体重降至80kg。继以上方煎汤代茶，每日频服，坚持2个月，体重降至75kg，血脂各项指标均明显下降，接近正常范围。随访2年，一切正常。

临证心悟

中医认为"肥人多痰湿""肥人多气虚",所以临床辨病并不难,但投以何方何药实为取胜之关键。此患者舌淡、苔白腻而多稠黏痰涎,是典型的"半夏舌""干姜舌";腹诊心下痞硬,属半夏泻心汤类证,验之"呕恶、肠鸣、便溏"诸症,符合《金匮要略·呕吐哕下利病脉证治第十七》中的"呕而肠鸣,心下痞者,半夏泻心汤主之"。山楂、荷叶是治疗肥胖病的专病专药,故加之以增强疗效。

小柴胡汤合小陷胸汤加减化裁
治乳腺囊性增生病（乳癖痰核）案

刘某，女，30岁，干部。1993年9月23日初诊。

患者生性乖张，结婚5年来，生育一女，但与丈夫性格不合，时时争吵。婚后两乳渐生肿块，不时窜痛，每值经水来潮之前，胀痛、灼热尤甚。

刻诊：正值经期将潮，上述诸症加剧；两乳可触及鹅卵形肿块，左二右一，触之疼痛，质软可以移动。自觉口苦咽干，头眩，多梦；晨起漱口时，有龈血和呕恶感；胃脘时有胀痛，便秘，多日一行。脉弦滑有力，舌暗淡红，苔黄腻。腹诊：胁下按之不适，右胁下叩之疼痛，心下至脐上痞胀，压痛明显。此为少阳阳明类病，肝郁痰凝热结，予小柴胡汤合小陷胸汤加减化裁：

柴胡、半夏、浙贝母各10g，黄芩、桔梗、枳壳各6g，黄连3g，瓜蒌、夏枯草、生牡蛎各20g，玄参15g，5剂。

药后乳房疼痛肿胀日趋减轻，适值经水来潮，上方加益母草15g，桃仁10g，继进5剂。服后诸症悉减，经净后，守初诊方15天，乳房肿块明显缩小，故少其剂量继服40余剂，乳房肿块完全消失，腹诊正常。随访2年，未再复发。

临证心悟

乳房为少阳、阳明经所主。口苦、咽干、目眩、胸胁苦满、呕恶、脉弦，为少阳病小柴胡汤证；心下痞满、压痛，脉滑，为阳明痰热的小陷胸汤证。乳房肿块，中医视为乳癖痰核。此案采用柴陷汤合消瘰丸于病于证均合。方中夏枯草、玄参、浙贝母化痰散结，所以辨方证与专病专药相结合，其效更捷。

桂枝汤加附子白术
治滑膜炎案

患者为 18 岁的少女，于 2002 年 10 月 11 日初诊。

该患者是旅法华裔女学生。1 年前因一次体育运动外伤引发两膝肿痛，西医诊为滑膜炎，经常规治疗，时时反复。在国外也接受过半年的针灸、刺血、拔罐治疗，但效果不明显。最后决定休学回国治病，求诊于中医。

患者中等个子，发育正常。主要症状表现为：两膝肿痛怕冷及行走无力，膝关节不只是步行时疼痛，就是坐久了也会肿痛难忍。另有月经量少、色暗痛经的症状。大便正常，一天 1 次。因为患者经过长时间的针灸治疗，所以害怕针刺。

根据她双膝的畏冷肿痛以及行走无力的症状，投予桂枝汤加附子、白术。

桂枝 10g，白芍 10g，甘草 5g，生姜 5 片，大枣 3 枚，附片 10g，白术 10g，7 剂。

服药 1 周后，于 10 月 18 日复诊。据患者说，没有明显的疗效。再三斟酌，自认为方证辨证没有问题，需要其耐心服药以待体能的康复。继续投予原方 15 剂。

从 10 月 11 日初诊至 11 月 6 日，已经连续服药 3 周，但病情还是不见进展，病人逐渐失去信心。考虑到月经方面的情况，我在原方的基础上加桂枝茯苓丸，15 剂。

11 月 22 日复诊：疗效明显，患者两膝肿退痛减，行走也变得轻快。月经方面的情况也有好转，月经量稍有增多，痛经的时间和疼痛程度也稍有减轻，但是经色暗黑有块依然如前。守原方不变，再服 15 剂。并嘱其用艾条自灸膝眼两穴。

经过 1 个多月的坚持治疗，身体基本恢复到正常状态，患者高高兴兴地出国读书去了。

1 年后少女回国，登门道谢，并津津有味地讲述自灸半年的经过。想不到她每天同时用两根艾条分别熏灸膝眼两穴，其间还不小心烫伤了皮肤好几回。她说即使皮肤烫伤起疱溃烂时，也没有停止熏灸，只不过把熏灸点稍作上下位置的变动而已。

临证心悟

1. 桂枝汤加附子、白术在诊治腺病质体质病人的关节炎与腰椎病中发挥着很大的作用，配合钊刺等外治法的疗效更好。

2. 民间经方研究者费维光先生认为，桂枝汤加附子、白术这个方剂能够治疗神经痛。他的一个自验案例值得临床医生重视，病例记录如下：

20 世纪 70 年代初的一天，费维光想蹲下来抱抱 4 岁的大女儿，刚一下蹲就发生剧烈腰痛。找了一个孩子用小拳头轻轻地捶捶腰，谁知捶了以后疼痛不仅仅没有减轻，反而更加厉害。无奈之中进了医院的电疗室。经电疗以后，疼痛消失，但刚走几步又发生剧烈的腰痛，医生也一筹莫展，只得请朋友背回家自疗。根据自己属于自汗体质，就选取桂枝汤加附子、白术的方药试试，服用了 3 剂以后，疼痛明显减轻，又服用了 3 剂而痊愈。

大青龙汤合桃核承气汤加味
治左髋关节化脓性关节炎（太阳阳明合病）案

张某，男，14 岁。1988 年 4 月 6 日初诊。

2 年前与同学戏耍时挫伤腰部，时感左腰腿不适。2 个月前的一天不慎淋雨，全身湿透，翌日畏寒、高热、腰痛、周身不适，自服退热药后出现寒战、高热不退，并感到左髋关节剧痛、肿胀，不能行走。经各种化验、X 线摄片等检查后，确诊为"左髋关节化脓性关节炎""腰椎间盘突出症"，住院予以牵引及抗生素等西药治疗。2 周后，仍有低热，左腰髋疼痛不减。

刻诊：形体瘦长，精神不衰，面色苍白，痛苦面容，畏风恶寒，发热无汗，头身疼痛，肢节不适。左腰髋部胀痛，左髋关节周围皮色泛红，肿痛处皮肤稍温而拒按，站立与行走时腰髋疼痛加剧。口渴，纳减，便结，尿浊黄臭，眠欠安，烦躁不宁。舌暗红，苔白腻，脉浮紧数。腹诊：左少腹疼痛延及左腹股沟，按压左少腹疼痛加剧而在深部触及柔软的索状物。

此为太阳阳明合病，风寒湿瘀郁闭肢节而化热。法宜解表开闭，散寒除湿，清热活血。予以大青龙汤合桃核承气汤加味。处方：

生麻黄、桂枝、防风、杏仁、桃仁、苏叶各 10g，生甘草、苍术、生大黄各 5g，生石膏 50g，3 剂。

服药后微汗，小便、大便量增多，诸症均减。上方加知母、赤芍药、附片各 10g，生姜 5 片，即仿大青龙汤、桃核承气汤与桂枝芍药知母汤合方之意，再投 5 剂。

药后体温恢复正常，左髋部的红、肿、热、痛减轻十之五六。原方中麻黄减至 5g，再投 5 剂；并在左髋关节压痛明显处及皮肤静脉曲张处刺血后拔火罐。

四诊时，左髋关节疼痛已减十之八九，能行走，其他症状几近消失。但腰部前屈还困难，仍有疼痛。上方增损化裁再投，委中刺血拔罐，并用正脊手法纠正紊乱的腰椎后关节。坚持服药，不时给予刺血、正脊。2 周后，病除若失。10 多年来，再无复发。

临证心悟

方证辨证和药证辨证的特点是"察证候而罕言病理，出方剂而不言药性"（《岳美中医话集》）。汉方家矢数道明在《汉方处方解说》中说："汉方医学的特点就是'随证治疗'，因而可称之为'证候学'或'方证相对医学'，甚至可称之为'处方学'，证候的诊断直接与处方相联系，'诊断即治疗'，故'证'即是'方'。"在研究此案的过程中有两点心得：

1. 此患者主要脉症与《伤寒论》的"太阳中风，脉浮紧，发热恶寒身疼痛，不汗出而烦躁者，大青龙汤主之"环环相扣，条文基本反映出这一方证辨证的证候学、病态学、药物学和治疗学的关系。

2. 在方证辨证中运用腹诊法极为重要。腹诊一法肇始于《内经》《难经》，并在《伤寒论》中得到长足发展，日本医家汤本求真高度评价腹诊法，云："腹者，生之本也。故百病以此为根，是以诊病必须候腹。"（《皇汉医学》）此患者少腹压之急结疼痛并延及左腹股沟，这是典型的桃核承气汤腹证。

肾气丸加味
治老年性前列腺肥大症（命门火衰）案

黄某，男，70岁。1992年10月15日初诊。

患老年性前列腺肥大症12年。刻诊：形体魁梧，面色虚浮，小便频数，滴沥不爽，难以自禁，夜间频频起床，颇为懊恼。纳便尚可，但腰脊冷痛，少腹拘紧寒冷而不适。舌暗淡红，根部苔腻，脉沉细乏力。证属老年肾气不充，命门火衰之癃闭病。治以益气温阳，补肾益阴。方选肾气丸料加淡竹叶、石菖蒲，6剂。

药后，小便频数渐减，余症仍存。守法调方，予药味出入，又进30余剂，小便失控现象基本痊愈，余症随减。为求全功，转投金匮肾气丸，劝其耐心吞服，每日2次，每次10g。连服3个月后，多年之疾释然。

龙胆泻肝汤加减
治急性睾丸炎案

张某，男，40岁，农民，永强龙湾瑶溪村人。

初诊：1990年5月10日。1月前发热，全身酸痛，左侧睾丸下坠胀痛、肿大，向上影响到腹股沟，左侧腰部也剧痛，活动不利，急诊到市某医院住院治疗，诊断为急性睾丸炎。经注射青、链霉素后，发热略退，局部疼痛仍旧，腰部不能直立，大便一周始解，小便短涩而痛。住院28天后，西医认为保守疗法未效，决定先行引流，然后手术摘除左侧睾丸。手术单开出后，张某不同意手术摘除睾丸，偷偷出院，求诊于我。

检查：左侧阴囊红肿光亮，压之疼痛，质地坚硬，睾丸、附睾、精索皆肿大，睾丸鞘膜脏层与壁层粘连，左腰背有叩击痛。白细胞$15 \times 10^9/L$，中性80%。尿常规：红细胞$1 \sim 2$，白细胞$7 \sim 9$。舌质暗红，苔黄腻而厚，脉弦数。证属肝胆实火湿热下注，瘀阻肝络。拟以三棱针在大敦、太冲、行间刺血，血出紫黑色，刺血后自觉痛减。予以龙胆泻肝汤加丹参、桃仁、大黄2剂，停用所有西医治疗。

二诊：5月12日。药后大便3次，阴囊肿胀疼痛已减，质地稍硬，腰痛稍安，黄腻苔也略化，脉弦数。再按上法出入。刺左肝俞、左委中、太冲出血，予龙胆泻肝汤加橘核、桃仁、苡仁，5剂。

三诊：5月18日。阴囊肿胀退减，睾丸、附睾丸仍稍肿大，精索稍硬而肿。给刺大敦、行间、血海出血，血色比前2次为鲜，而出血量已减少。再以三妙丸量加丹参、桃仁、当归清化下焦湿热、通络化瘀为治。

四诊： 6月3日。经治除左侧精索稍硬外，别无他苦。脉弦细，舌质稍暗红，苔薄。刺肝俞（双）、胆俞（双）、血海（双）。停药观察。7月5日随访，已痊愈。每日驾驶手扶拖拉机搞运输，壮健如前。一年后再访，无复发。自述左侧睾丸比前略小。

临证心悟

急性睾丸炎，中医叫"子痈"，一般由湿热下注厥阴之络，以致气滞血瘀凝结而成。用肝经刺血加龙胆泻肝汤加活血行瘀药方是正法。血海一穴，既能活血，又能健脾化湿，故取之。本例经西医治疗月余乏效而准备施行手术治疗时，改用上法，竟能迅速见效，实在令人惊讶不已。于此亦可见刺血疗法之伟功也。

因为张某是我的亲戚，他的身体情况我全都知道。28年来，他虽然生过种种疾病，但睾丸炎一直没有复发。

甘草泻心汤合苓桂枣甘汤
治肛瘘术后肛旁肿痛流脓案

C 学生，女，18 岁，身高 155cm，体重 42kg。2015 年 8 月 7 日初诊。

主诉：肛旁肿痛流脓 5 年，反复发作；肛瘘术后 2 年。

病史：患者为一女学生，多年来经过西医激素治疗及注射治疗控制病情，然而还是会经常复发，腹痛与肛旁肿痛流脓一直得不到完全治愈。西医检查：回肠末端糜烂、回肠瓣溃疡、结肠多处节段性阿弗他溃疡，最终诊断为克罗恩病。检查的结果也五花八门，如盆腔少量积水、尿蛋白↑、尿白细胞↑、慢性非萎缩性胃炎伴糜烂、胆汁反流、大便隐血、血红蛋白↓、D- 二聚体↑、血小板计数↑、总蛋白↓、白蛋白↓、球蛋白↑、超敏 C- 反应蛋白↑、葡萄糖↓、红细胞沉降率↑、空肠黏膜面多发淋巴滤泡增生、小肠多发节段性炎性变病、乳酸脱氢酶↓……诊断指标基本符合克罗恩病。

刻诊：中等身材，贫血貌，消瘦憔悴，营养不良。时有低热，口腔溃疡，口干口臭，偶尔腹痛、腹胀、腹泻，大便黏臭，日 4～5 次，肛门周围胀痛、烫热、瘙痒不适，食欲尚可，尿黄、尿臭、尿频、尿短，腹中雷鸣，月经量少。脉象弦数，舌红少苔。腹诊：腹肌中度弹力，心下痞硬，脐周拘紧而压痛。

诊断：甘草泻心汤伴有保和丸证，先投保和丸。

处方：山楂 10g，神曲 10g，半夏 10g，茯苓 15g，陈皮 10g，连

翘 5g，莱菔子 10g。7 剂，每日 1 剂。

8月15日二诊：自叙服药 4 天后，排下大量污臭黏液与大便。腹部胀满程度感到减轻，其他诸症依然如旧。腹诊时，发现脐周部拘紧状态消失而压痛减轻，深压脐下部可触及腹部主动脉悸动应指。

诊断：甘草泻心汤证合苓桂枣甘汤证。

处方：甘草 15g，黄芩 10g，干姜 10g，半夏 10g，党参 10g，黄连 5g，大枣 6 枚，茯苓 20g，桂枝 10g。15 剂，每日 1 剂，服 5 剂后停药 1 天。

9月5日三诊：体温正常，口腔溃疡变少变小，未有出现腹泻，腹中雷鸣减轻，肛门周围不适减轻，小便次数减少。依然还有腹痛、腹胀、大便黏臭，日 1～2 次，口干口臭，月经延迟未汛。脉象弦，舌红少苔。腹诊：腹肌中度弹力，心下痞硬。情绪有所好转，恢复了治愈的信心。

处方：甘草 15g，黄芩 10g，干姜 6g，半夏 10g，党参 15g，黄连 5g，大枣 10 枚，茯苓 20g，桂枝 10g。15 剂，每日 1 剂，服 5 剂后停药 1 天。

9月24日四诊：月经来汛 5 天，经量少；口腔溃疡消失，未有出现腹泻，偶有腹痛腹胀，腹中雷鸣减轻；口苦口臭，大便溏软黏臭不成形，日 1～2 次，小便正常。脉象弦，舌红少苔。腹诊：腹肌中度弹力，心下痞硬，脐部以及脐下部悸动应指。

10月20日五诊：守方 15 剂，每日 1 剂，服 5 剂后停药 1 天。

回访：治疗 3 个多月后，大便基本成型，体检项目全部正常，体重略有增加，月经周期正常。

临证心悟

1. 患者症状错杂，诊治时从腹诊时发现的"脐周部拘紧状态并有压痛的保和丸证"入手，投以保和丸7剂。服药4天后排下大量污臭黏液便，腹部胀满程度减轻，为全程的治疗走好了第一步。

2. "脐周部拘紧状态并有压痛"的保和丸证，是我多年诊治经验的心得，特别运用在小儿的诊治上，常常会收到意外的疗效。鉴别诊断的时候要与桂枝茯苓丸等瘀血方证进行区别。

3. 该患者"低热，口腔溃疡，口干口臭，偶尔腹痛、腹胀、腹泻，大便黏臭，日4～5次，尿黄、尿臭、尿频、尿短，腹中雷鸣"等症状组合还是一个疑似的泻心汤类方的方证，只有寻找到"腹肌中度弹力，心下痞硬"的腹证时，才能够确诊为甘草泻心汤证。可见腹证在经方医学的诊治方面有一锤定音的作用。

4. "脐部以及脐下部悸动应指"的腹证，在"腹肌中度弹力"的前提下，一般要考虑苓桂五味甘草汤证与苓桂枣甘汤证，还要与"腹肌弹力低下"的当归芍药散证、八珍汤证、肾气丸证相鉴别。

5. 然而怎样才算是"腹肌弹力低下"呢？怎样才算是"腹肌中度弹力"呢？怎样才算是"腹肌弹力强度"呢？这就不属于可以言说、可以书写的"明确知识"了，而是属于默会知识。默会知识就是只可意会不可言传的"行动中的知识"。经方医学很多方面的知识是属于默会知识的范畴。学习的过程，除了掌握具体的知识之外，更要在老师手把手的指导下，亦步亦趋地进行。

桂枝加黄芪汤
治黄水疮案

一位 6 岁女孩，约半年前手臂、背部及腹部出现黄水疮，面积渐渐增大，病情日渐加重，虽然也在进行治疗，但时好时坏，总得不到根治。

经熟人介绍，于 2012 年 1 月 7 日来我所就治。

患者白胖，面色红，平时容易伤风感冒，夏天汗多。一旦感冒即出现发热、头痛、咳嗽痰鸣，难以好转。根据日本汉方家大塚敬节先生的临床经验，我予投桂枝加黄芪汤治疗。

服药 1 周后复诊，诉手臂、背部的黄水疮已减轻大半。继续服药 2 周，病情渐渐好转，但也有时好时坏的变化。从总体上看，病情向痊愈的趋势发展。

继续投予原方 1 周后，患者屡治屡发的黄水疮已经退去，腹部尚有的黄水疮也有退去的趋向。继续投予原方加玉屏风散，服完停药观察。

黄芪 10g，桂枝 5g，白芍 5g，甘草 3g，生姜 2 片，大枣 2 枚，白术 5g，防风 5g，7 剂。

6 岁女孩出现黄水疮半年，屡治屡发，投桂枝加黄芪汤 1 周大效。考虑平时容易伤风感冒、夏天汗多等病史，原方与玉屏风散合方，又 1 周而愈。半年后复发 1 次，投桂枝加黄芪汤，1 周愈，至今未复发。汤本求真在《皇汉医学》中认为黄芪主治身体虚弱、皮肤营养不良而使水毒停滞于皮肤与皮下之证，是一种强壮型止汗利尿药。

我用方证相对应的方法，使用桂枝加黄芪汤治愈了小儿黄水疮多例。

临证心悟

1. 中医临床观念具有导向性的作用。同一个病人的症状、体征（脉象、舌象、腹证等），不同医学观点的医师，可能会得出截然不同的结论，但是其中总有是非优劣之分。

2. 中医解决疾病的痛苦有两种方法：一种是以病为目标；一种是以人体全身抗病特征的病理表现为目标。学习经方医学必须具备俯视人体在抗病过程中整个生命活动的视野。卢卡契曾经说过："如果是整体性的问题，我们就不能指望通过局部的改变来治愈它。"经方医学强调方证与体质辨证就是注重人体抗病的整体反应，这可以弥补以病为目标的专科诊治用药的不足。反之，也是如此。

桂枝汤
治小腿烫伤皮肤溃烂，疼痛不已案

20岁的男青年，半个月前骑摩托不慎翻车，排气管把小腿内侧烫伤，以致皮肤肌肉溃烂。经西医烫伤专科治疗半个月，肌肉溃烂未见好转，疼痛依然。于1998年8月15日，经人扶撑着前来我所诊治。

患者中等身材，面色微黑，双眉紧锁，一脸痛苦的表情。经查看，小腿内侧约50cm²大小的皮肤溃烂，臭气难闻，疼痛不已。脉数，舌淡红，苔白；烦热（体温37.5℃），头痛，恶风，有汗，口干不欲饮水，食欲尚可，小便淡黄，大便稍结、两天1次。患者说，因伤口疼痛影响睡眠，半个月来体重减轻了4kg。

纵观以上诸症发现：发热、头痛、恶风、有汗，即桂枝汤证具备，因便结由来已久，属于习惯性问题，所以考虑先投予桂枝汤治疗，并依方后规定服药。

服药3天后，于8月18日复诊。患者说，服药后出汗比以前多了许多。恶风、头痛及伤口疼痛均有明显减轻，皮肤肌肉溃烂处也日渐愈合，体温已经恢复到正常状态。根据以上症状，改投玉屏风散加当归善后。

2个月后，电话随访，得知服药后伤口日渐愈合，现在一切如前，小腿内侧烫伤处已经平复，稍有淡淡的疤痕。

临证心悟

1. 这是我平生第一次诊治烫伤的病案。我没有依据现行中医学的病因病机去辨证施治，而是走方证相对应的路子。临床疗效表明这是一条值得深入研究的路子。有人认为方证辨证仅仅是辨证施治的低级阶段，其实并不尽然。这一个病例如果按照辨证施治的思路，一般会做如下的分析：由于强热作用于人体，热毒入侵，气血瘀滞，所以皮肉腐烂。病人烦热低烧、疼痛不已、小便淡黄、大便稍结、脉象频数等脉症，都是热毒入侵荣血，气血瘀滞的根据。治疗方法除了外敷的中草药之外，应该考虑清热泻火、凉血活血，黄连解毒汤与犀角地黄汤合方可能是首选的方药。这样的理法方药和经过方证辨证的桂枝汤证可谓是天南地北。

值得我们深思的是，同一个病人，为什么两种不同的辨证方法会有这样大的差异呢？

2. 经方医学的核心是方证辨证，在方基本不变或者尽量少变的前提下，如何去抓住主症，抓住方证，做到方证相对应，这才是临床医生的基本功。要练好这一手基本功，需要在学习方向对头的前提下慢慢地去完成。

正如清代名医徐灵胎所说的那样："余始亦疑其有错乱，乃探求三十年，而后悟其所以然之故，于是不类经而类方。盖方之治病有定，而病之变迁无定，知其一定之治，随其病之千变万化而应用不爽。此从流溯源之法，病无遁形矣！"

另一个中医学家喻嘉言，以医术专精而冠绝一时，著有《寓意草》《尚论篇》《医门法律》等书。他在临床也擅用经方，但他却不这样认为。《寓意草》中所载病案大部分为经方验案，如以理中汤治愈疟疾、痢疾、痞块、溺水，以桃核承气汤加附子、肉桂治愈伤寒坏症的两腿偻废等。喻嘉言强调治病必先识病，强调病与药的相关性。他说："治病必先识病，识病然后议药。""病经议明，则有是病即有是药，病千变，药亦千变。"

大家慢慢去体会这两位医家的话，自己去思考到底哪一位有道理？

桂枝二越婢一汤
治荨麻疹反复发作案

患者为中年妇女，面色苍白，呈贫血状。患荨麻疹反复发作 3 年，以前都是用中药治疗，颇有效果，但是总得不到根治，非常苦恼。近外出旅游归来后又发作，于是前来求诊。

2013 年 1 月 5 日初诊：经诊察，患者荨麻疹以手足及腰部与大腹内侧居多，像火柴头大小，色略红，隆起于皮肤，严重瘙痒。经打针吃药、外涂药膏等多种方法治疗均不见好转。另有：恶风口渴，烦躁面红，烦热有汗，脉浮紧，舌淡红，苔薄白。经净 1 周，月经量少色暗。腹诊，无特别指征。大小便正常，食欲尚可。

根据以上症状，投予桂枝二越婢一汤 3 剂（桂枝 10g，白芍 10g，生姜 3 片，大枣 3 枚，甘草 5g，生麻黄 5g，杏仁 10g，生石膏 15g）治疗。嘱其药要温服，服后躺在床上用棉被盖着，以微微汗出为好。

但患者服用第 1 剂药后，荨麻疹发作更为厉害，打电话来询问要不要再服，我认为可能是"瞑眩"现象，要其继续服用。没等 3 剂药服完，奇迹出现了，荨麻疹全部消退，过去从未如此快捷地结束病程。

2013 年 1 月 9 日复诊：患者出现口苦、尿黄、头晕等症状，脉弦细，投予小柴胡汤加防风、荆芥 5 剂治疗。

停药至今，已 1 年过去了，未见复发。

临证心悟

1. 桂枝二越婢一汤，即大青龙之变制。大青龙汤是发汗兼清内热之重剂；桂枝二越婢一汤是辛凉小发汗之剂，所治症状较轻浅。李同宪老师认为，桂枝二越婢一汤与大青龙汤都是介于表里之间的过渡证态，桂枝二越婢一汤是桂枝汤与白虎汤之间的过渡证态，大青龙汤是麻黄汤与白虎汤之间的过渡证态。

2.《伤寒论》第 27 条云："太阳病，发热恶寒，热多寒少（脉微弱者，此无阳也，不可发汗），宜桂枝二越婢一汤。"条文中的"脉微弱者，此无阳也，不可发汗"在康平本中仅仅是"脉微弱者，不可发汗"。然而，后世医家为"此无阳也"四个字做了不少的研究，看来也是枉费心力。

3. 桂枝二越婢一汤证，临床轻度发热恶寒，热多寒少，必须兼有烦躁、面红、口渴、喜冷等内热现象。荨麻疹发作时的瘙痒即可视为"烦躁"。

4. 这是一个合方，在康治本《伤寒论》与《金匮要略》中都没有出现，在宋本《伤寒论》中才出现，可见《伤寒论》的文本也是从简单渐渐地走向成熟。

5. 经方医学治疗荨麻疹要牵涉几十个方证，比较全面地反映了荨麻疹发病时的真实临床病象，只要方证相对应就能取得疗效。任诚编译的《日本汉方医学皮肤病治疗辑要》是一本很好的临床参考书。

小陷胸加大黄汤
治带状疱疹案

　　我诊治过一个80岁胃癌手术后的老人，个子瘦长，面色清癯苍白。他是因为腹痛来诊的。他说自己脐腹部隐隐作痛已经30年了，做过心脏搭桥手术。患者脉象细弦，便秘，多日一行，腹肌菲薄紧张。投桂枝加大黄汤7剂，腹痛大减；再7剂，腹痛消失。全家亲友奔走相告，惊奇不已。

　　半年后，患者因面颊部患带状疱疹又来求诊。发病5天，诊治无效，痛不欲生。诊察结果发现诸症并存，有桂枝加大黄汤证、小柴胡汤证、小陷胸汤证。我三方合一，给他3剂。药后，大失所望。我考虑再三，认为病证应该是太阳少阳并病。太阳是桂枝汤证，少阳有两个方证：一个是小柴胡汤证，一个是小陷胸加大黄汤证。先给他柴胡桂枝汤3剂，药后当天夜里疼痛大减，3天后疼痛基本上没有发作，但小陷胸加大黄汤证仍然存在，就继续给他小陷胸加大黄汤5天量，随后一切平安。

　　这个病例还有一个意想不到的后续，1年以后，他的女儿来找我看病，说他父亲已经在1个月前去世了。我心里忐忑不安，不知她的父亲对我的诊治有没有什么非议。谁知道这个老人临终前讲了一段我意想不到的话。老人说："我腹痛30年，一直找不到能治好它的医生，谁知道几剂中药就治好了。我想假如早几年遇见他，说不定还可以多活几年。带状疱疹第一次的药不好，味道就不对；第二次的药就不一样，一过口到胃就舒服，一会儿就睡着了。我死后，你们有什么病痛都要找娄医生看看，不要乱吃西药。如果碰到他，就把我的话告诉他。"

桂枝新加汤与五苓散加味
治腰椎间盘突出症（太阳病）案

郑某，男，50 岁。1995 年 9 月 20 日初诊。

慢性腰腿痛 10 年，时发时愈。近年来症状加剧，下腰部坠痛，臀部酸痛不适，以左侧为甚，行走时呈间歇性跛行。经 X 线拍片、CT 检查，确诊为"L4～5 椎间盘中央型突出""退行性腰椎管狭窄症"。

刻诊：形体消瘦，肤色苍白，腰腿隐痛麻木，不能直立，腰部前屈与后伸受限；下腰部及臀骶部压痛。时觉畏风，发热（体温正常），自汗，头眩，纳呆，嗜睡，口淡，便溏，尿黄短，下肢稍有浮肿。舌淡红，苔薄白水滑，脉沉缓无力。腹诊：腹壁浅薄，腹肌扁平拘紧，脐部悸动应手，少腹胀满。

此属太阳经腑合病。营卫失调，风寒湿痹凝阻太阳经脉，水饮停滞太阳之腑。先予桂枝新加汤与五苓散合方加味，以和营卫、利水湿、祛风寒为治。处方：

桂枝、党参各 15g，白芍药 30g，大枣 5 枚，炒白术、茯苓、猪苓、泽泻各 10g，炙甘草、砂仁（冲）各 5g，生姜 5 片。3 剂。

服药后，小便量增多，恶风发热稍减，纳增，但腰腿痛无明显改变。针对主症，加强祛寒温阳之力。上方加附片 10g，再投 5 剂。

服上方后，腰腿痛减轻，但腰部前屈后伸尚不利。上法已经中的，守方 5 剂，并在腰骶部压痛部位予以按摩，刺血拔罐，以助气血畅通。

按上方进退加减治疗3周，临床症状基本消失，腹肌紧张感减轻，但稍长时间的运动，腰腿尚感疲乏。嘱患者每天用艾条自灸腰俞、环跳、关元等穴位，使之徐徐温养阳气，促使机能的康复，坚持治疗月余而痊愈。越4年，腰腿痛没有复发，只是繁重劳动后，腰腿偶感不适。

临证心悟

《伤寒论》就是疾病总论，其诊病方法是六经辨证。柯琴云："岂知仲景约法，能合百病，兼赅于六经而不能逃六经之外，只有在六经上求根本，不在诸病名目上寻枝叶。"治疗腰椎间盘突出症也不例外。《伤寒论》治疗风湿寒痹以太阳最详。盖太阳为一身之藩篱，风寒湿邪袭人，太阳首当其冲，或循经入腑，或由表及里，引起整体反应。此患者消瘦、肤色苍白、时觉畏风、发热、自汗，属"桂枝汤证"；腹肌扁平拘紧，是桂枝加芍药汤的腹证。腰腿疼痛多年而气营两伤，虽有恶风、发热、汗出之太阳中风表现，但脉沉缓无力，与论中太阳病篇的"发汗后，身疼痛，脉沉迟者，桂枝加芍药生姜各一两人参三两新加汤主之"相合。脐部悸动应手、少腹胀满、小便不利、下肢浮肿、苔白水滑，是太阳经病不解，寒湿循经入腑而成太阳蓄水之五苓散证。由于太阳经腑有合病之势，故先予以桂枝新加汤合五苓散调和营卫、通阳利水为治，先行"通阳不在温，而在利小便"之法，待病势趋缓，再以温灸法徐徐温养阳气以善后。

柴胡桂枝汤合肾着汤加味
治腰椎间盘突出症（少阳太阳合病）案

李某，男，35岁。1992年8月16日初诊。2年前，在工地劳动时挫伤腰部，引起腰腿麻痛。

刻诊：瘦长身躯，痛苦面容，腰部冷痛、沉重、僵硬、拘挛，难以转侧；憎寒烦热，口苦咽干，恶心干呕，小便短涩不畅。舌淡红，苔厚黄腻水滑，脉沉弦。检查：腰部发现脊柱向左侧弯，L5棘突向右偏歪，L4～L5、S1棘突周围压痛，左骶髂关节压痛并触及索状物，左腿抬高试验强阳性；X线摄片显示，L5～S1间隙变窄，已形成骨桥。诊为左骶髂关节错位引起的腰椎间盘突出症。

此为风寒湿驻留太阳，由表及里，伤及少阳，致两经合病，法宜解肌散风、和解少阳、祛寒除湿。予以柴胡桂枝汤与肾着汤合方加味：

柴胡、黄芩、桂枝、白芍药、党参、干姜、半夏、白术、茯苓各10g，甘草5g，生姜5片，大枣5枚。5剂。并针刺左侧环跳一穴。

3剂后，诸症始缓；5剂药尽，腰部冷痛与左腿麻木都明显减轻。药已中的，守方继进5剂，并给予针刺、按摩。

三诊后，诸症均缓，加细辛3g，以加强散寒温经之效。数法并用，诸症渐失，1个月后恢复如初。2000年偶然相遇，见其身体健康，行动自如。

临证心悟

1.我治疗腰椎间盘突出症常用柴胡剂，其心得是：少阳为枢，既是防止"血弱气尽，腠理开，邪气因入"之屏障，又为透邪外出、斡旋气机之枢纽。柴胡剂除了用其治疗"柴胡汤证""柴胡体质"之外，还可广泛地应用在两经处于传变、转化阶段的诸多并病和合病。

2.小柴胡汤是少阳病的主方，但也应用于治疗"三阳合病"。本案少阳太阳合病是以《伤寒论》"发热微恶寒，肢节烦疼，微呕心下支结，外证未去者，柴胡桂枝汤主之"为根据的。肾和膀胱相表里，"腰冷而痛"，为寒湿侵袭足太阳膀胱经脉，颇合《金匮要略》"肾著之病，其人身体重，腰中冷……甘姜苓术汤主之"之旨。由于证治能把握住柴胡剂的传变规律，方证相合而殊见效机。

3.用柴胡剂治疗跌仆闪挫后损伤内证，曾经是一些骨伤科名医的家传秘法，如石筱山、石幼山的石氏伤科，就世代相传这一治法。但石氏家法仅仅从"治血必治气，治气必疏肝"的理论出发，使后学者难以把握，故未能引起人们的广泛注意。

桂枝加黄芪汤合五苓散
治腰椎间盘突出症（太阴病）案

姜某，女，25 岁。1999 年 3 月 20 日初诊。

6 年前发现腰腿酸痛麻木，经 X 线摄片、CT、MRI 检查确诊为"腰椎间盘突出症"，近 2 月病情加重。

刻诊： 腰髋松弛无力而酸痛，腰骶部肌肉惕动不安，L4、L5、S1 棘突周围压痛。形体消瘦，面色苍白，目光炯炯有神，头疼，烦热，汗多，口渴，容易感冒。晨起睑肿，面浮，小便不利，夜卧汗出湿被。月经衍期、经血紫暗有块，经来潮第 1 天少腹疼痛，白带清稀量多。舌淡白，苔白厚水滑，脉沉弦滑。腹诊：腹肌扁平拘紧，左侧下少腹部触之有抵抗伴有压痛，脐周悸动按之应手，心下有振水音。

此为太阴痹病，阳气被郁，脾虚湿阻，统运失司。以桂枝加黄芪汤与五苓散合方治之：

黄芪 30g，桂枝、白芍药、白术各 15g，茯苓、泽泻、猪苓各10g，大枣 3 枚，生姜 10 片。5 剂。

服药后，感到全身温煦舒爽，小便清长，浮肿减，腰腿痛稍有减轻。方已中的，守方不变，又 5 剂。在腰骶部辅以按摩，并针刺环跳。

按上方加减变化坚持治疗 30 多天，沉疴终于向愈。但腹诊时，仍存在腹肌拘紧，左侧少腹下部触之有抵抗、压痛等腹证。嘱其用药艾条熏灸气海穴，并吞服桂枝茯苓丸。2 月后停药，临床症状消失，月经周期、颜色正常。随访 1 年，能胜任繁重劳动。

临证心悟

"观其脉症，知犯何逆，随症治之"是仲景的诊治要旨。"知犯何逆"是指对病机病因的理法辨证；"随症治之"是指对主要脉症及所选方、药的方证、药证辨证。本例诊断为太阴痹病，阳气被郁，脾虚湿阻是理法辨证；选择桂枝加黄芪汤与五苓散合方是方药辨证。前者是注重疾病的普遍矛盾，后者是强调疾病的特殊矛盾，两者紧密结合，理法方药才能一以贯之。此案在研究疾病的方药辨证方面，我有两点心得：

1. 方药辨证必须习熟仲景原文，逐条逐句体味揣摩。如根据《金匮要略》"腰髋弛痛，如有物在皮中状"的条文，对案中"腰髋松弛无力而酸痛、腰骶部肌肉悸动不安"的症状特征有了认识，故就应用了桂枝加黄芪汤。

2. 患者体质的个体性，往往导致对某种致病因子的敏感性和对某种治疗药物的亲和性。日本汉方家森道伯称"体质之证"为"先天之证"。"药证辨证"中的"体质药证"是研究患者的体质类型和效药所对应的临床表现。如本案中的患者，具有黄芪证的"桂枝体质"者（其"桂枝体质"的特征是：形体消瘦清癯，肤色苍白、目光有神，多汗，容易感冒；其"黄芪证"所出现的症状是：汗出多而浮肿，身体困重）。因为体质用药是相对固定的，如该案为了针对其"桂枝体质"用药，从初诊的桂枝加黄芪汤、五苓散到后来的桂枝茯苓丸，始终不离桂枝。而"黄芪证"仅仅是一时的病象，故症去药减。

麻黄附子甘草汤合附子汤
治腰椎间盘突出症（少阴病）案

钱某，女，30岁。2000年9月28日初诊。

2年前因车祸而致腰部外伤，腰骶疼痛延及两腿，近年来日渐加重。经医院CT、X线摄片检查，确诊为"腰椎间盘突出症""隐窝狭窄"。

刻诊：腰部强直拘痛难以活动，两腿外侧冷而麻痛；畏寒肢冷，以背部为甚；体型偏胖，精神萎靡，痛苦面容，面色晦黄不泽；经常鼻塞，嗅觉迟钝；便溏而细，小便不利，夜尿频多。舌质胖大暗淡，苔厚白水滑；脉弦细而虚迟。腹诊：腹肌松软，按之无力，但脐周围肌肉拘挛，按之痛而彻背。

此为"麻黄体质"的少阴病，阳虚血亏，风寒湿邪驻留背部和腰腿。法当温阳驱寒利湿，予以麻黄附子甘草汤、附子汤合方：

附片、白术、茯苓、党参、白芍药各10g，麻黄、甘草各5g，5剂。

同时，用正脊手法纠正紊乱的腰椎后关节，并在腰腿痛处予以刺血、拔罐。

治疗后，诸症稍有改善。原方加细辛、当归，使药效深入营血，又5剂。肩背部与腰骶部辅以按摩手法。守上法治疗半月后，神振肢温，浮肿减退，小便畅利，大便成形，腰腿痛渐趋缓和。转方用阳和汤调理2个月而愈。随访半年，步履如常。

临证心悟

本案患者具有"麻黄体质"的"附子证""附子脉"("麻黄体质"：体型偏胖，畏寒、面色晦黄不泽，浮肿倾向，肤燥无汗；"附子证"：面色晦暗、畏寒肢冷、腰部强痛等症；"附子脉"：脉象沉微)。我以此体质证型为着眼点，对照"脉细微，但欲寐"的少阴病两个提纲症，投以麻黄附子甘草汤和附子汤合方，达到了温阳驱寒、利湿除痹的目的。治愈此案心得有二：

1. 初学者大多认为，辨证用药都是严格地按照理、法、方、药的程序进行的，但实际上还存在着另一种与其相反的（按药、方、法、理）程序进行的辨证模式。本案的诊治，是以体质药证、方证辨证为基点，融合了两种不同的辨证模式而交错进行的。

2. 麻黄附子甘草汤和附子汤是治疗少阴痹痛的。两首常用方剂在此案中合用，麻黄附子甘草汤能温阳解表，"微发汗"，治疗"少阴病得之二三日"而"无里证"的阳虚表证；附子汤是"少阴固本御邪之剂"，主治"少阴病，身体痛，手足寒，骨节痛，脉沉"而"口中和，其背恶寒者"。麻黄附子甘草汤和附子汤合用，对驱除少阴痹痛效果更佳。正如柯琴所云："此方（麻黄附子甘草汤）证与附子汤证皆是少阴表证，发热、脉沉无里证者，从阳内注于经也；身体骨节痛，手足寒，背恶寒，脉沉者，从阴内注于骨也。从阳注经，故用麻黄、细辛；从阴注骨，故用参、苓、术、芍。口中和，枢无热，皆可用附子。"

吴茱萸汤、当归四逆汤、附子汤合方治腰椎间盘突出症（厥阴少阴合病）案

王某，男，32 岁。2001 年 1 月 21 日初诊。

3 年前从高处跌下，腰部挫伤。近年来腰部疼痛加剧，臀腿部麻痛不适。经 X 片、CT 确诊为"腰椎间盘突出症""L4 椎弓裂"。

刻诊：形体消瘦，神色憔悴，颠顶胀痛；腰背冷痛不能前屈，腰骶部隐痛向腿部放射，下肢痛麻无力，活动不利，左腿更甚；下腰段前突增加，腰骶交界处有凹陷，L4 ～ S1 段棘上韧带剥离；畏风多汗，偶有干呕，时有恶心，胃冷不适。舌淡暗、形胖大有齿痕，苔白厚，脉象细涩。腹诊：腹肌菲薄，两腹直肌挛急强直。

此为厥阴少阴合病之痹证，伴肝气夹水饮上逆。其病机，既有厥阴经寒凝经络之外寒，又有寒湿凝聚少阴腰背之里寒。法当温阳益气，散寒祛湿，温中降逆为治。本吴茱萸汤、当归四逆汤、附子汤合方之意：

吴茱萸、党参、桂枝、当归、白芍药、附子、白术、茯苓各 10g，细辛、通草、甘草各 5g，大枣 3 枚，生姜 5 片。3 剂。

同时施以正脊手法，纠正紊乱的腰椎棘突；用按摩手法纠正剥离的棘上韧带。

治疗后，腰骶疼痛加剧，不能转身，不能下床。我再三考虑辨证施治的每个环节，认为没有失误，守方不变，再 5 剂；继续在腰骶部按摩，纠正棘上韧带；在压痛点最明显的次髎穴处针刺，并加

以温灸。

综合治疗后，腰腿痛逐日减轻，颠顶胀痛、胃冷之感消失，恶呕、肢冷减少，但自觉口苦咽干、烦热畏风。腹诊：腹肌仍扁平拘紧，胸胁支结，心下部紧迫，脐部悸动应手。脉沉弦，舌苔薄黄。厥阴少阴合病已由阴转阳，转变为少阳太阳合病。投柴胡桂枝汤，并嘱咐患者每日坚持用艾条在腰、臀、腿压痛部位自我灸疗。前后调治2个月，腰腿痛逐日减轻。1年后相逢，言及病愈后一切均好，步履自如。

临证心悟

阴阳错杂、阴阳消长、阴阳顺逆是厥阴病的3个特点，而阴阳、顺逆，不外阳复阴退为顺，阴极阳消为逆。此案初诊时，见厥阴少阴合病，投吴茱萸汤、当归四逆汤、附子汤合方，药后竟出现了"瞑眩"现象。守方再进，吐逆止，颠痛减，出现阳复阴退的转化契机。厥阴少阴合病由阴出阳，呈现少阳太阳合病之格局，临床主要脉症和柴胡桂枝汤证相符合，守方2个月，并辅以按摩，其病渐渐消失。通过此案，我心得有三：

1.治疗腰椎间盘突出症也要把握疾病的动态变化，知常达变，内外合治，因势利导，方能充分发挥六经辨证的特色。

2.《尚书》云："药不瞑眩，厥疾不瘳。"我的浅见是：在治疗过程中出现的瞑眩现象，是疾病的病理稳态开始动摇而趋向正复疾却的佳兆。

3.整体观念应当包括整体对局部的主导作用及局部对整体的反

作用两个方面内容，内治、外治紧密结合，是整体性治疗的重要手段，正如徐灵胎所云："不明外治之法，服药虽中病，仅得医术之半矣。"（《徐批临证指南医案·痹》）

金匮肾气丸
治骨质疏松症（肾阳虚衰）案

王某，女，55岁。1993年9月15日初诊。

10年前，因患低血钾病而出现四肢周期性瘫痪，经中西医结合治疗而愈，化验均在正常范围，但腰背长期疼痛。经X片检查示：胸、腰椎及骨盆普遍骨质稀疏，确诊为骨质疏松症。

刻诊：形寒肢冷，腰痛膝软，不能久站、久立、久行，甚至卧床过久亦全身不适，喜睡懒动，纳便尚可，月经已在5年前停经。脉象沉细，舌淡嫩、胖大有齿痕。两骶髂关节、命门穴及耻骨联合处压痛。

此病是中医的"骨痹""骨痿"，证属肾阳虚衰。患者厌惧内服汤药，要求中成药长期吞服，故投金匮肾气丸，每日吞服2次，每次12g。同时自我按摩上述压痛部位。

经5个月治疗，腰背痛及其他症状渐渐减轻至消失。X片复查示：骨密度比治疗前明显提高。为了巩固疗效，嘱其减其量而长期吞服。随访5年，能胜任家务工作。

临证心悟

肾藏精，主持生长、发育，年老后肾气日衰，肾精不化而渐虚，于是筋骨解堕。国内一些流行病学调查也证实了"肾虚患者"的骨矿含量不但低于同龄的健康人，而且低于非"肾虚的病人"。加上患者经水已断，天癸渐竭，肾阳虚亏之象毕露，故首选肾气丸长期吞服，来恢复生命的原动力。患者肾阳命火不足在命门穴、曲骨（耻骨联合）、次髎（骶髂关节）出现压痛，这些穴位所在经脉均与肾有直接或间接关系，自行按摩也有利于加速药物的吸收与病体的康复。

当归四逆汤
治子宫下垂案

患者是一位瘦长身材、面色黄暗的 35 岁妇女，因尿频、尿残留与少腹部胀满不适，经西医诊断为"女性尿道膀胱综合征""中度子宫下垂"，建议中医药治疗。在某医院服用大剂量的补中益气汤、归脾汤与升陷汤等，但疗效不明显，后经人介绍来我所诊治。

1999 年 11 月 5 日初诊。患者已正常生育过一个男孩，现今已 7 岁。有过 2 次人流史。经诊察，心悸肢冷，腰冷胀痛，头痛恶风。脉细弱，舌暗淡红。大便先硬后溏，小便清，但是尿频、尿短而残留。近来少腹部不适，卧床休息后稍有好转，因子宫下垂，痛苦难言。腹诊，腹部皮肤薄，深按之腹直肌拘挛。

根据以上症状，我一开始从腰冷胀痛、大便先硬后溏入手，使用桂枝汤与肾着汤合方。连服 2 周后，虽然心悸肢冷、头痛恶风、腰冷胀痛有所改善，然而病情的总体趋向没有大的进步，特别是少腹部不适、疲劳时的下坠感依然，尿频、尿短而残留现象反而更为不适。反复考虑以后，使用桂枝汤和五苓散的合方 7 剂，还是龃龉不合，功败垂成。再三反复地琢磨仍是不得其解，只好寻求前人的临床经验。

后来在日本江户时代后期的著名汉方家宇津木昆台（1779—1848）的《古训医传》中看到他把治疗"手足厥寒，脉细欲绝"的当归四逆汤成功地用于子宫下垂病人的经验，受到启发。特别是拜读了大冢敬节临床治疗子宫脱出的医案，发现了自己辨证的偏差。于是就改投当归四逆汤治疗。

当归 10g，桂枝 10g，芍药 10g，细辛 3g，甘草 3g，通草 5g，大枣 5 枚，7 剂。

服药 1 周后，腰冷胀痛与少腹部不适减轻，大便正常，只是尿频尿短、手足厥冷与子宫下垂的症状依然，继续投予原方加吴茱萸 5g，生姜 5 片，变成了当归四逆加吴萸生姜汤，再给予 7 剂。

于 12 月 18 日复诊，服药后有明显效果，患者又自行服用 7 剂，子宫下垂症状大为好转，工作劳累之后也少有脱出。当归四逆加吴萸生姜汤不变，只是调整其药物的分量，再继续服用 10 剂。

事后失去了联系，没有了消息。直至 2000 年的夏天，才从其介绍来诊的亲戚口中得知患者病症已经痊愈。

临证心悟

1. 对一些有多个主症的病人，八纲辨证并不难，然而方证的选择却颇费心力。歧路亡羊，并非奇怪。细心进行类证鉴别，积极翻阅前人临床记录极为重要。

2. 虽然当归四逆汤、当归四逆加吴萸生姜汤早就耳熟能详，对于其治疗目标——冻手冻足、四肢厥冷性外感也融入心中，然而也会形成思路固化。其后果就是面对千变万化的临床病证有时会熟视无睹，一筹莫展。所以经方医学的学习要与时俱进，广泛阅读，扩大视野，努力靠近《大学》所说的"苟日新，日日新，又日新"的境界。

葛根黄连黄芩汤合桂枝茯苓丸
治人流后继发不孕案

L女士,35岁,身高158cm,体重55kg。2014年10月2日初诊。

主诉：继发性不孕5年。.

病史：因为多次人流而继发不孕,5年来用尽各种中西医药物治疗均告失败。一位全国著名的妇科专家认为,她的子宫内膜太薄（2mm）,即使使用体外受精——胚胎移植技术也难以成功,劝她放弃治疗,找人去代孕。听到这样的结论,她当场泪如雨下,蒙面大哭。她说,如果她不能怀孕,可能会引起自己家庭的婚姻危机。接下去的一年,她开始吃素、诵《地藏经》、放生行善,到处求神拜佛,但是也毫无结果。后来听说华山的送子娘娘非常显灵,就上陕西华山拜山求子。她心怀虔诚,从山脚开始就三跪九叩,一路跪叩到了山顶,额头磕出一个馒头样大包。在山顶上,遇见一位求子成功来还愿的妇女。这位妇女也是温州同乡,也是不孕多年,就是在华山求子以后,一边拜佛一边看中医而怀上了孩子。于是经她介绍,L女士来到了诊所。

刻诊：中等身材,面部暗红,额头凸起一个红肿的包块,口苦口臭,心神烦躁,便溏黏臭日多次,小便黄秒,颈部不利,背部痤疮密布;月经量少,前后淋漓10天左右,白带黄秒量多。舌红苔黄,脉象滑数。腹诊：腹肌弹力强度,心下痞,左右少腹有压痛。

诊断：葛根黄连黄芩汤证与桂枝茯苓丸证。

处方：先投葛根黄连黄芩汤：葛根 30g，黄连 6g，黄芩 10g，甘草 5g。15 剂，每日 1 剂，服 5 剂药后停药 1 天。

10 月 21 日二诊：自叙服药后诸症有所改善，尤其是心神烦躁大大减轻。

处方：投葛根黄连黄芩汤与桂枝茯苓丸合方：葛根 30g，黄连 6g，黄芩 10g，甘草 5g，桂枝 10g，茯苓 20g，牡丹皮 10g，赤芍 15g，桃仁 10g。15 剂，每日 1 剂，服 5 剂后停药 1 天。

11 月 11 日三诊：守方 15 剂，每日 1 剂，服 5 剂后停药 1 天。

连续守方，服药不到 2 个月，居然成功怀孕了。患者异常兴奋，特意把自己怀孕前后的治疗情况写了满满好几页的信纸，以表达自己激动而感激的心情。

以下是 L 女士来信的内容摘要：

"自从吃了你们的中药，我自己感觉每天都放屁比较多，排毒排气，也长胖了，长了 2 斤多，胃口也比较好，以前胃比较怕冷。治疗期间没有做过任何 B 超，心里轻松多了，我这么多年也没见过只服中药，不建议去做各种 B 超检查的医生了，真是非常感恩！11 月份没来月经，我并没有引起注意，因为我月经原本就不准，况且也没吃促排卵药等任何西药。12 月 12 日我查出怀孕了，我惊喜之余感到有点儿难以置信，因为来您诊所治疗之前的妇科检查，医生一直在说"卵泡是个问题""输卵管右侧尚通，左侧通而不畅也是个问题""子宫内膜薄更是一个大问题"。诸多问题为什么在这么短的时间内都解决了？神奇的中药到底是怎么解决这些问题的呢？ 2015 年 1 月 3 日做 B 超说宫内早孕 49 天多，已经看到胎心胎芽，头臀长 10mm，截至 2015 年 1 月 12 日怀孕 2 个月了，一切正常。太感恩地藏王菩萨和医生父女俩了，希望一切顺利！"

L女士产后发来短信："儿子于2015年7月29日出生，体重7斤，头发又黑又浓，皮肤白皙，即使头天出生没洗澡的情况下看上去也非常干净，不像其他小孩皱巴巴的。"

L女士在婴儿8个多月时发来短信："目前儿子8个多月了，体重也快20斤了，挺乖的。感恩娄医生的细心调理，帮我圆了求子梦。"

临证心悟

1. 这个病例的成功治愈可以看到在妇科不孕症的诊治过程中，运用经方医学整体性诊治的必要性。如果单从疾病分论的妇科不孕症角度来看，可能也会使用桂枝茯苓丸，但是很难考虑到葛根芩连汤，然而从疾病总论的方证辨证的角度来看葛根芩连汤证就能一目了然。由此可见，这一套由疾病总论所衍生的通治方法，使我们看到了疾病分论所不能看到或即使看到也熟视无睹的方证现象。

2. 使用葛根芩连汤与桂枝茯苓丸的依据。

葛根黄连黄芩汤证：项背强急，口苦尿黄，心下痞，心悸心烦，下利者。

桂枝茯苓丸证：月经不调，面部暗红，腹肌弹力强度，左少腹压痛。

3. 中医科室可以分科，但中医师诊治疾病不能分科。《伤寒论》的知识——"方证相对应"与"随证治之"是每一个中医师的基本功。对于大多数已经熟练掌握了疾病分论的临床中医师来说，进一步学习《伤寒论》的疾病总论也是必不可少的。正像台湾的文化学者孙隆基在《中国文化的深层结构》一书中所说的那样:"多一个视角看问题,我们总会离真理更近一步。虽然真理不能被证明,但它总能被感知。"

4.这里总结的诊治不孕症只是一个个案,然而运用方证辨证的方法诊治不孕症是一种常规的方法。几十年来治愈不孕症已有 100 多例,我们诊所近两年就有 10 多例不孕症成功治愈。我已经做过一次这方面的总结,那是在 20 多年(1995 年)前,其题目是《据腹证用经方治疗不孕症举隅》。当时正值第四届世界妇女大会在北京召开,在此期间同时举办了"非政府组织妇女论坛"的"全国中医妇科学术大会",我在大会上发表了运用方证辨证治愈 7 例不孕症的诊治过程。大会论文集后来公开出版。

5.此案不孕症是中医学中的通治法,它的成功治愈,说明流行的除了辨病分型的方法之外,还存在不进行辨别疾病病名及病因病机的方证相对应的方法。这个病案同时告诉人们一个常识:对于中医学来讲,疾病并无模式。这也如哲人所说的那样——自然并无计划,历史并无脚本。

桂枝汤
治月经先期伴不孕症（太阳病）案

张某，26 岁。初诊于 1985 年 10 月 7 日。

婚后 3 年未孕，月经初潮 16 岁，一直先期，量多期长，色淡质稀；基础体温双相，卵泡期短，黄体不健。检查：形体消瘦，神疲乏力，肤色苍白；多年来时觉恶风自汗，微微发热，但体温正常；脉浮濡而略数，舌淡红，苔薄白腻，腹诊无特殊。按太阳病中风证论治，投以桂枝汤 3 剂，解肌祛风，调和营卫，温摄经血。

桂枝、生白芍、炙甘草各 10g，大枣 5 枚，生姜 5 片；针刺风池（双），风门（双）。

针药后恶风稍减，自汗略敛，发热转微，脉浮濡不数。上方加当归 10g，川芎 6g，继服 7 剂。当月月经适期来潮，量中，色暗红；偶有恶风自汗。桂枝汤加味，桂、芍量减半，守方半月，诸症悉除，停药观察。来月经停有妊，后足月产一女婴。

临证心悟

所有疾病除了有其各自的特殊规律外，同时还存在着共同的普遍规律，不孕症也不例外。《伤寒论》从诊治外感热病入手，研求患病机体的普遍反应规律，并在此基础上，讲求疾病的通治方法，即"诸病不离六经""伤寒之理万病皆通"。仲景自信《伤寒杂病论》中所揭示的诊治疾病的普遍规律，"虽未能尽愈诸病，庶可以见病知源"，医家"若能寻余所集，思过半矣"。金元以后，经千百年临床实践的淘洗，医家逐渐认识到《伤寒论》是疾病总论"。什么是疾病总论呢？就是诊治疾病的普遍规律的学说。值得指出的是，以"天人合一""整体和谐"为特点的中医学更加重视研究疾病的普遍规律。《内经》所谓的"通合道理"，其实质就是要求医生把医道（诊治疾病的普遍规律）与医理（诊治疾病的特殊规律）融会贯通。而医道和医理相比，"唯道是大"（老子）"道尽万物之理"（韩非），即医道处于主导地位是不容置疑的。正因为《伤寒论》是以《易经》太极阴阳论为哲学背景的医道，所以历代医家奉仲景为医圣，视《伤寒杂病论》为"玉函""金匮"。

　　此案患者，用伤寒六经辨证来分析，属持续多年的太阳中风证，她虽有"恶风自汗，微微发热"等自觉症状，但由于体温正常，就没有引起医家应有的重视。此案治疗时，由于严格掌握太阳中风的基本脉证，并且重视患者的体质药证（形体消瘦、肤色苍白、恶风自汗等属于"桂枝体质"），然后综合各方面的情况，选择了桂枝汤。由于方证契合，针药并用，使多年月经先期之病在短期之内一举纠正，随后就出现李梴所论述的"妇人月水循环，纤痾不作而有子"的可喜疗效。

甘草泻心汤
治经期下利兼不孕症（少阳病）案

李某，32 岁。初诊于 1985 年 5 月 7 日。

继发性不孕 5 年，1980 年 9 月流产后，月经后发，量中色淡质稀，1 周净。基础体温测定双相，呈阶梯性上升，月经周期 60 天，卵泡期长达 44 ～ 45 天，黄体期仅 8 ～ 9 天。每次行经期，辘辘肠鸣，水样腹泻，经净后逐渐复常。平时胃胀痞满，嘈杂嗳气，便溏不成形，眠欠安而心烦，时发口疮。脉弦，舌淡红，苔薄黄腻。腹诊：心下痞满而硬，背部至阳穴处强压痛，按之而舒。证属胃寒肠热、虚实夹杂的少阳痞证。遂投甘草泻心汤：

炙甘草、半夏各 10g，黄芩、干姜各 5g，黄连 3g，大枣 5 枚，党参 10g，15 剂。并嘱其自我按压至阳穴，每日 12 次，每次半分钟。

二诊时，心下痞硬减轻，经期腹泻次数大为减少，至阳穴压痛稍稍见减，便偏软。酌减分量，守原法治疗。末次月经在 1985 年 7 月 2 日来潮，经期仍投原方，月经净后，停药观察。9 月底，妇检已妊，来年 5 月，生一女孩，全家欢喜不尽。

临证心悟

六经辨证是以阴阳论为指导的"治人为本"的医学体系。阴阳，它所揭示的是机体在疾病发展过程中的整体状态变化，而不是疾病的病因、病位；是疾病的动因，而不是疾病的本原。

　　如此例患者，前医者的不足之处，就是仅仅注重于一脏一腑的局部异常，只在冲、任、肝、肾上寻原因，而忘记了在六经上求根本。

　　此案是少阳病变证，腹证"心下痞硬"是泻心汤类汤证的主要指标，但临床要确定为甘草泻心汤证时，必须考虑到伴随症状——眠欠安而心烦。可见腹诊与四诊合参并不矛盾。

桃核承气汤合大黄附子汤
治原发性痛经并不孕症（太阳、阳明合病）案

王某，30 岁。初诊于 1982 年 7 月 21 日。

患者 15 岁初潮，每于经期左胁下至少腹针刺样疼痛，疼痛向左腰腿部放射，经期尚准，经量稍少，色黯紫有块，行经不畅。延至婚后，诸症有加，婚后 7 年未孕。西医诊为原发性痛经并不孕症，中医曾投少腹逐瘀汤等祛瘀未效。

诊见：形体虽丰腴，但面色黯而少华，便秘；脉弦涩，舌淡紫有齿痕，苔白厚水滑。腹诊：腹部充实，两侧腹直肌挛急；左少腹急结，按之疼痛；左胁苦满。证属寒凝血瘀实证。方投桃核承气汤合大黄附子汤：

桃仁 10g，桂枝 15g，大黄、甘草各 6g，元明粉 10g（冲），附片 10g，细辛 5g（后入），7 剂。

并嘱其用清艾条自灸左少腹急结压痛处，每日 2 次，每次 15 分钟。

灸、药后，大便通畅，每日一行，左少腹急结消失，重按之仍有痛感，两侧腹肌也稍有挛急现象。乃转方桂枝茯苓丸料，连服 35 剂；每日坚持按时自灸。诸症悉除，经来痛消，停药观察。到 1982 年 10 月，停经，诊为早孕。此后胎孕正常，足月顺产。

临证心悟

患者瘀血阻滞证候明显，但泛投一般祛瘀剂却未果。虽然其中原因颇多，然而忽视腹证的特殊性可能是一个关键的因素。患者经期中出现自左胁下至少腹疼痛向腰腿放射的现象，是《金匮》所谓"胁下偏痛"而牵引他处疼痛的大黄附子汤的特殊腹证；"少腹急结，按之痛甚"是《伤寒论》中的桃核承气汤证。据日本汉方家桑木崇秀经验，凡"下腹部（主要为左侧）有压痛与触及肿块时"是桂枝茯苓丸的腹证。日本汉方家大冢敬节、矢数道明、桑大崇秀、寺师睦崇等对此均有论述。我据腹证活用经方并结合艾灸而终能生效，可见日本汉方家吉益东洞所教诲的"腹证不详，不可处方"的确为得道之言。

猪苓汤
治经前紧张症伴不孕症（阳明病）案

刘某，27 岁。初诊于 1983 年 9 月 15 日。

患者消瘦，婚后 4 年未孕，月经量中，色暗红，无血块，每于经前 10 天左右出现烦躁、头疼、头晕、乳房胀痛、腹泻、下肢浮肿等症，每值月经来潮后自行减弱。来诊时，适值经前诸症蜂起，且伴有口干、微咳、尿黄不利等。脉弦细数，舌红，苔薄黄。腹诊：全少腹胀满、脐下动悸。证属水热阻胞，阴津不足。投以猪苓汤：

猪苓、茯苓、泽泻各 15g，阿胶（烊）10g，滑石粉（包）12g，7 剂。

嘱其用清艾条自灸气海、关元穴，每日 2 次，每次 10 分钟。

经此灸、药兼施后，诸症递减。嗣后，嘱其每月经前 10 天，服猪苓汤 7 剂，并自灸关元、中极二穴。经此治疗 3 个月，诸症基本消失，遂停治观察。到 1984 年 5 月，娠妊试验为阳性，翌年 1 月分娩，产一男婴。

临证心悟

1. 经前紧张症，其病因虽多，但其病理基础却有相同之处，即经前数天时，雌激素浓度达到高峰，出现水钠排出迟滞而发生电解质平衡失调，细胞外液增加而出现水肿，因此刺激乳腺增生而胀痛。

这种水肿不仅表现于体表，也存在于内脏，包括脑组织，因而出现头痛、烦躁。

2. 从六经辨证的角度来看，此案是阳明病水热相结的猪苓汤证。阳明为燥金，《易经》曰："火就燥。"而《说卦》则云："燥万物者，莫熯乎火。"日常生活经验告诉我们，离火近的地方干燥，那必然离火远的地方就会形成水湿。由此可见，阳明的燥热是造成津液不足与水湿蕴积的主要原因。少腹胀满、脐下动悸是水饮停聚之腹证；水气不行，故小便不利；水饮偏渗大肠则下利；水气犯胃则呕；射肺则咳；清阳不升则头痛而眩；饮邪久郁，气机不利则络脉痹阻，故经前乳房肿痛；阴亏火旺，灼津为痰，故形体消瘦、失眠、烦躁、舌红、脉数，参合腹、脉、舌症及诸临床主要表现，选投猪苓汤滋阴利水而取效。

柴胡桂枝干姜汤合当归芍药散
治月经后期兼不孕症（少阳太阴同病）案

娄某，27 岁。初诊于 1984 年 5 月 10 日。

婚后 4 年未孕，自诉月经衍期，40～50 日一行，量少不畅，经前 1 周乳房胀痛，西医妇科诊为卵巢囊肿并不孕症。现症见：神情忧郁，心悸而烦，口干苦而不欲饮，喜叹息，肩背拘急凝重，纳呆，大便溏薄，小便短黄。脉弦长，舌淡红，苔白腻而厚。腹诊：胸胁苦满，脐上动悸，脐周及左少腹广泛性压痛。经络压诊：腰俞穴处有显著压痛。证属肝郁饮停，瘀阻冲任。先投柴胡桂枝干姜汤合当归芍药散合方：

柴胡、黄芩、当归、赤芍、川芎、白术、泽泻各 10g，桂枝 12g，干姜 5g，生牡蛎 30g，天花粉 12g，茯苓 15g。

同时在其腰俞压痛点上给予刺血后拔罐，并以言语疏导，使其消除心理负担，加强治疗信心。

经如此连续服药 30 多天和刺血、拔罐 3 次后，诸症渐减，经前乳胀亦缓。原方再服 2 个月，终于在 1984 年 9 月受孕，来年得一男婴。

临证心悟

此案根据患者口苦、咽干、目眩、胸胁苦满、脉弦等诊断为少阳病柴胡证，又根据纳呆、便溏、小便频短而涩、右下肢略有浮肿、舌淡白有齿痕、苔白而腻、脉弦紧而滑等脉症诊为太阴寒湿为胜，予以柴胡桂枝干姜汤疏解少阳并温散太阴；由于月经衍期而量少的原因常常是因为血虚，患者也存在着当归芍药散的腹证，故投与当归芍药散养血活血利水；因为血虚会导致水湿相对地盛，所以投与当归芍药散和柴胡桂枝干姜汤的合方，这样不仅疏经活血，急则治标，同时养血行水，兼顾治本。

当归芍药散的腹证，《金匮》中仅提到"腹中绞痛"，语焉不详。日本汉方家稻叶克、和久田寅经长期研究得知其具体的腹证是"脐旁、脐上脐下、四周拘挛，按之痛而彻背"（《腹证奇览》），刺血通络亦是治疗中重要的一环。本案就是综合利用内外合治而取效。

大剂真武汤
治带下病兼不孕症（少阴病）案

孙某，27 岁。初诊于 1985 年 3 月 7 日。

婚后 5 年未孕，白带清稀量多，西医诊为宫颈炎、子宫发育不良、卵巢功能低下所致之不孕症。其基础体温单相。现症：神疲，下睑暗黑，全身肌肉不时跳动；心悸气短，大便溏软不成形，下肢沉重，经前略有凹陷性水肿，月经经期稍延后，月经量少、色淡而稀。脉濡细，舌淡、形大有齿痕，苔白厚。腹诊：全腹膨满，按之软弱，缺乏弹力；脐上腹部主动脉悸动应手。证属少阴阳虚水泛。投大剂真武汤：

附片 30g（先煎半小时），白芍 12g，茯苓 30g，白术 15g，生姜 5 片，10 剂。

嘱其每日用清艾条自灸脐上动悸处（水分穴）15 分钟。

灸、药后，白带减少，其他诸症亦减轻。再以原方投服 50 剂。至 6 月初，测基础体温，出现排卵体温。7 月底，已知妊娠。因左少腹有轻微压痛，时有下肢浮肿，又给予当归芍药散间断性服药 2 个月。1986 年 3 月临盆，产一男婴。

临证心悟

患者一派少阴真火虚衰、肾阳不振、水气四泛之证，故白带清稀而多、肢冷肌瞤、心悸便溏。据"月经周期前半月为阴，后半月为阳"（赵松泉语）的理论，可把基础体温低水平单向诊为阳气不振的潜症。据脉症投真武汤，重用附、术，并加自灸水分穴，以致天明日丽、阴霾尽化而大奏功。我认为，腹证不仅是选方的依据，其所在部位亦是针灸治疗的重要位置。

日本汉方家矢数道明在《汉方处方解证》中说："汉方医学的特点就是'随证治疗'，因而可称之为'证候学'或'方证相对医学'，甚至可称之为'处方学'。证候的诊断直接与处方相联系，'诊断即治疗'，故'证'即是'方'。"在治疗此案的过程中，我深深地体会到，患者的主要脉症与《伤寒论》中的少阴病的"心下悸，头眩，身目瞤动"及"腹痛，小便不利，四肢沉重疼痛，自下利者，此为有水气……真武汤主之"环环相扣，条文基本反映出方证辨证的证候学、病态学、药物学与治疗学的关系，故依证投方而获功效。

温经汤
治闭经、不孕症（厥阴病）案

章某，32 岁。1984 年 2 月 10 日初诊。

已婚 5 年未孕，初潮 18 岁，月经一直衍期，3 ～ 4 月一行。近 8 个月一直闭经，基础体温单向，西医诊为继发性闭经（原因待查）。面色淡青不华，少腹冷痛，形寒肢冷，唇周干燥，手足心皲裂而寒冷，大便溏稀，白带量多而清稀。脉沉紧，舌质淡暗，苔白厚而腻。腹诊：下腹部胀满，按之松软如棉，无肿块。经络按诊：腰俞穴处有压痛。证属厥阴病，肝经气血凝阻，阳气失宣。予以温经汤：

当归、半夏、麦冬各 10g，党参 15g，阿胶 10g（烊），丹皮、川芎、桂枝各 6g，甘草 2g，吴萸 1.5g，干姜 3g。

每隔 1 周，在腰俞穴压痛处刺血、拔罐 1 次。

经如此治疗 50 天后，基础体温双相，出现排卵征象。后再续服原方加定期刺血，终于 1984 年 6 月妊娠，后顺产一男婴。

临证心悟

厥阴病的病机特点是阴阳顺逆、阴阳消长、阴阳错杂，其中还涉及肝气的疏泄以及相应的血证。厥阴病中的常用方剂当归四逆汤和当归四逆汤加吴茱萸生姜汤皆以当归命名，则厥阴多病血证的特点卓然可见。温经汤由当归四逆汤加吴茱萸生姜汤的加减化裁而成，载于《金匮要略·妇人杂病门》，主治"小腹里急，腹满，手掌烦热，唇干口燥""亦主妇人少腹寒，久不受胎……或月水……至期不来"，是仲景用以"养血温经"的良方，腹诊以少腹冷痛、胀满、按之无力及无肿块为目标。此案方证相符，故经汛自调而有孕。

闭经一病，查腰骶部常有敏感压痛点，特别是腰俞、腰阳关、十七椎下（日本人称之为"上仙穴"）等处穴位更是明显多见，如能在这些穴点加以刺血或拔罐，则获效宏。

月经与"肝藏血""肝主疏泄"的生理功能关系密切，一藏一疏、一出一入均由厥阴主事。如虚寒内生，冰伏血海，常见宫寒不孕、带清稀冷，所以金代医家刘完素倡导"天癸既行，皆从厥阴论之"。

肾气丸
治月经稀发伴不孕症（肾阳不足，寒凝冲任）案

张某，26 岁。1978 年 10 月 5 日初诊。婚后 3 年未孕，月经一直不定期，每次经来量少而稀，色淡暗，基础体温单相。西医妇检除发现宫颈略小外，余无异常，诊为原发性不孕伴月经稀发。

刻诊：神萎不振，面色苍白少华，腰膝酸痛；舌淡，苔白水滑。腹诊：少腹部软弱无力，脐下任脉上拘急，触及有筷样粗的索状物。证属肾阳不足，寒凝冲任。投以肾气丸，每日吞服 2 次，每次 10g；并嘱其自用清艾条熏灸脐下任脉上关元、气海诸穴，每日 1 ～ 2 次，每次 10 ～ 15 分钟。

经此灸、药并施半月后，症状好转，脐下任脉拘急现象也相应减轻。按上法治疗达 5 个月。在治疗期间，月经周期渐趋稳定（35天）。周期建立后 1 个月，基础体温出现排卵体温。1979 年 8 月 15日，西医妇检宫体前位增大如 8 周左右妊娠大小。1980 年 3 月分娩，得一女婴，母女均安。

临证心悟

不孕之病，其症多端，更仆难尽；其病机叁伍错综，益难描述；治法、方剂，不胜枚举。我从整体着眼，注重腹诊的局部表现，如此例患者腹诊：少腹部软弱无力，脐下任脉上拘急，触及有筷样粗

的索状物，这就是肾气丸的主要目标。以此为据，运用灸、药并治的综合疗法，获得较为满意的疗效。治疗不孕症，必须有方有守，不能见三五剂无效就改方药。

肾气丸合知柏地黄丸
治更年期综合征（肾精、肾阳不足）案

李某，女，50岁。初诊于1999年3月5日。

患眩晕历时1年余，医院诊为更年期综合征。

刻诊：中等体型，神疲乏力，肢凉喜温，但时有升火，虚汗濡衣，腰背疼痛，夜尿频频，夜卧不宁，梦境怪诞，昨夜之梦竟与今夜之梦联结，戏称如播映电视连续剧。血压偏低，经血逐月递减，经期衍后，二三月一行。脉沉无力，舌淡红，苔白水滑。腹诊：少腹按之松软无力，自诉时有麻木的感觉。证属肾精、肾阳均不足，冲任失养，脑髓空虚。投肾气丸与知柏地黄丸，每日各10g。

续服1月，诸症渐减，梦也减少。原法有效，再守法2个月而治愈。随访3年，患者诉即使偶有波动，也以原法治之即效。

临证心悟

西医认为，更年期综合征是垂体功能亢进、卵巢功能萎缩的一系列以植物神经功能紊乱为主的一组综合征，虽治疗有法，但效果欠佳。中医认为，此病和肾气不足、营阴暗耗有关。辨证虽然不难，但病程较长，煎药麻烦，若选择丸剂吞服可减少诸多不便。

此案以眩晕为主症，投以肾气丸与知柏地黄丸，合《素问》论治的"气反者，病在上，取之下"（《五常政大论》）之法。然而，更

为重要的是脉症与方证相合，患者"脐下麻木感"这一腹证与《金匮要略》虚劳篇中所论述的肾气丸所治的"少腹不仁"相似，值得更深入地研究。

葛根汤加半夏汤
治小儿乙脑案

　　1975 年 8 月 10 日。陈小茵，3 岁女孩，住离我家 20 多里外的关元公社徐呑大队。4 天来由于持续高热、神昏嗜睡、颈项强直等送医院治疗，西医认为有"乙脑"可疑。因其家人拒绝抽验脊髓液等检查，故未确诊。仅予以中西药物对症治疗，但病状有加，特来邀诊。当时病儿处于嗜睡状态，体温高达 41C°，头额极烫，而两足冰凉，脉浮数，130 次 / 分。家人见其高温不退，整日以冷面巾敷额，大扇扇风，以求降温，而病儿却毛孔悚立呈恶风寒状。查其苔白而滑，项部强直，克尼格征明显，问之无汗，并时有喷射状呕吐。当时我以其项背强直、发热恶寒无汗、脉浮数、苔白滑为主症，并顾及呕吐等症状，断定应予葛根汤加半夏汤以求解肌发汗，升津舒络，止呕降逆。主用葛根 9g，生麻黄 4.5g，桂枝 3g，白芍 6g，生草 3g，大枣 3 个，生姜 6g。并告其家人："外感表证高热为机体抗病的征象，无须进行任何外力强求降温。"

　　服后 2 小时，汗出，体温降至 38C°，口渴求饮，呕吐止。再试以大扇扇风，再也不见畏风寒之状，而精神却极度疲乏，恶衣被，小便变黄，大便未解，脉象转为洪大。知病情已转向阳明阶段，而"阳明无死证"，乃知险期已过，即予以白虎加人参汤 2 剂。后热退身凉，诸症消失，无任何后遗证。

　　以上病例，当时限于条件没有输液。假如有条件的话，可以给予输液，以防止水和电解质平衡的失调。

葛根汤加滑石
治小儿外感发热案

　　1982年7月4日，星期天，天阴小雨。我之女3周岁，外感发热，体温38.5℃，葛根汤证。傍晚6点服用葛根汤第一煎汁后沉沉睡去；到了午夜，女儿突然哭醒，满面通红，烦躁无汗，体温39.5℃，口极渴，饮冷开水好几杯。病情已从太阳传入阳明，太阳阳明合病。然而，乡村深夜，家中无药，无奈之中，以大把滑石捣碎和葛根汤第二煎共煎汤一大碗，看见她急急喝下后，又沉沉睡去。我不放心，就睡在她身边，随时观察病情变化。大概凌晨3点才见微微汗出而热退，我才放心睡去。一觉醒来，已经8点，发觉女儿已在门外蹦蹦跳跳。突然听见妻子一声惊叫，进屋一看，女儿睡的枕头上一摊血痕。这就是女儿出鼻血留下的"红汗"。

桂枝加桂汤
治婴儿阵发性腹痛案

男婴，5个月。2013年7月3日初诊。

主诉：阵发性、间歇性腹痛，伴随哭闹半个月。

病史：婴儿足月顺产，半个月来没有原因而哭闹不止，每天频频发作不知多少次，夜间也在睡眠中突然哭醒。而在间歇期间，又找不到异常的体征。西医诊断为间歇性阵发性肠痉挛，家人采用浙南民间单方苎姜藤治疗而无效。

刻诊：发作时，患儿面颊潮红，腹部胀而紧张，翻滚，双腿向上蜷；腹部胀满时，能够看到气团的隆起、滚动与上升，隆起的葡萄大小的气团伴随着阵发性的腹胀而在皮肤上滚动，婴儿撕心裂肺的哭闹同步伴随；气团的上升滚动到中脘就会自行停止，停止时随即气团消失，婴儿的哭声也就停止。腹诊：腹部胀满而脐部悸动。

诊断：奔豚病，桂枝加桂汤证。

处方：桂枝3g，白芍1.5g，生姜1片，大枣1枚，甘草2g。2剂，每日1剂，分3次服用。

服药后3个小时就停止了阵发性的腹痛，2剂服完而愈。

临证心悟

1. 单纯的疾病可以在辨病的基础上再进行方证辨证。此患儿从中医的角度就比较容易辨别为"奔豚病"，然后根据发作时面颊潮红、腹部胀满而脐部悸动确定为桂枝加桂汤证。这就与"往来寒热"的奔豚汤，以及"脐下悸者"还未见奔豚病发作的苓桂枣甘汤鉴别开来。

2. 桂枝加桂汤治疗奔豚病的主要药物是桂枝，尾台榕堂《重校药徵·桂枝》云："主治上冲，故治疗奔豚……"桂枝治冲逆与《中药学》的观点相悖。《中药学》认为，桂枝是辛温解表药，是升浮药，怎么能够治冲逆呢？正如陆渊雷在20世纪30年代所说的那样："在日本，桂枝治冲逆已经成为普通常识，但很多中医师认为是胡说八道。"时间过去了80多年，然而"桂枝主治冲逆"的观点仍然没有引起广泛的注意。其实，桂枝治冲逆并非闭门造车，只要翻开《伤寒论》就可以寻找到真实确切的证据。如宋本15条云："太阳病，下之后，其气上冲者，可与桂枝汤，方用前法；若不上冲者，不可与之。"又如宋本117条云："……奔豚，气从少腹上冲心者……与桂枝加桂汤，更加桂二两。"因此，希望学习经方医学的医生，要记住"思维方式决定疗效"这一道理。特别要在思维方式上，学会重视经方医学和医经医学两者的"差异性"。维特根斯坦曾经打算在《哲学研究》中用莎士比亚戏剧中的一句台词作为题词："我将教会你们差异。"这是他最深刻的哲学思考之一。如果经方医生能够学会以一种差异性的眼光看待经方医学和医经医学中诸多的不同点，就能够早日获得对"疾病总论""药证""方证""随证治之"这些概念的理解。如果能够这样去做，就可尽快走出医学观念上"同而不和"的混沌状态。

桂枝加厚朴杏子汤
治小儿哮喘反复发作案

10 岁的少女，因哮喘反复发作来诊。

该患者 3 岁那年，因为外感发热咳喘住院而被确诊为哮喘。经西医治疗后热退，咳喘消失，但从此以后经常发病，屡治屡发。5 岁那年，家人决定寻找中医药治疗。中医药治疗效果比较好，除了每次都能控制之外，发作的次数也大为减少。此后的三四年期间里，哮喘一次也没有发作。1 周前，因受凉后发高热而咳喘不已，住院治疗 1 周后，咳喘依然。其外公又想起了中医，遂特来我处诊治。

初诊于 2009 年 11 月 8 日。

该患者消瘦憔悴，肤黄面白。当时的症状主要是：头痛无汗，咳喘痰少，胸闷气短。脉浮数弱，舌淡红而苔白。恶寒发热，体温在 37.6 ～ 38℃之间。

根据以上症状，考虑用桂枝加厚朴杏子汤，1 剂后热退哮减，3 剂后症状消失。

此后，2011 年 9 月发作 1 次，用小柴胡汤合小陷胸汤合方咳喘平息；2013 年感冒后发热有汗，咳喘复发，用麻杏甘石汤 3 剂而愈。

临证心悟

1.临床上小儿哮喘比较多见，经方诊治疗效很好，所以需要加强对其诊治方法与规律的研究。

2.桂枝汤加厚朴杏子汤证在康治本《伤寒论》和《金匮要略》里都还没有出现，一直到宋本《伤寒论》中才看到。根据日本汉方家的细密考证，宋本《伤寒论》是在《金匮要略》和康治本《伤寒论》的基础上产生的，而《金匮要略》又是在康治本《伤寒论》的基础上产生的。由此可见，在进入有文字的文明时代以后，原有核心方证的拓展工作一直没有停顿，直到张仲景的《伤寒杂病论》的出现才告一个段落。

3.桂枝汤加厚朴杏子汤证通过两条不同的起病原因而发生：一是《伤寒论》第18条："喘家作，桂枝汤，加厚朴杏子佳。"是素有喘疾之人，新感引动宿疾遂使哮喘发作。二是《伤寒论》第43条："太阳病，下之微喘者，表未解故也，桂枝加厚朴杏子汤主之。"本条病者并无咳喘之宿疾，而是感受外寒之后引发咳喘。两者发病的原因与过程有异，然而临床表现的脉症无异，所以根据方证相对应的原则，所给予的方药是一样的。

4.我临床上诊治发热咳喘病人，经常使用桂枝加厚朴杏子汤、麻黄汤、麻杏石甘汤。我是依据以下几个主症的不同排列来分别选择它们的：

发热咳喘，恶寒无汗——麻黄汤。

发热咳喘，恶寒有汗——桂枝汤加厚朴杏子汤；有的发热咳喘恶寒无汗的患者也可以使用桂枝加厚朴杏子汤，然而一定是腺病质体质或者脉象出现浮数弱的状态。

发热咳喘有汗——麻杏石甘汤。

桂枝汤合苓甘姜味辛夏仁汤
治小儿多动症（痰浊内阻）案

吕某，男，10 岁，小学三年级学生。

患儿是第 1 胎、第 1 产，足月顺产，母孕期无病。5 年来时有喘咳、泻泄等症。患多动症已 5 年，平时注意力难以集中，多语多言，上课不能静坐，学习困难，害怕考试，成绩偏差；纳呆，便结不畅，脘腹胀痞不适。刻诊：形体消瘦，面色苍白，恶寒恶风，口淡多涎，动则自汗，形寒肢冷。脉细缓，舌淡，苔薄白而润。腹诊：腹平，腹直肌挛急。证属营卫失调，痰浊内阻。此为太阳太阴合病证，予桂枝汤合苓甘姜味辛夏仁汤化裁：

桂枝、白芍、杏仁、半夏各 6g，干姜、炙甘草各 3g，大枣 3枚，茯苓 10g，五味子 5g，细辛 2g，每日 1 剂。

1 个月后复诊，上述诸症明显减轻，上课时注意力能集中，纳增，大便定时。上方剂量酌减，继服 3 个月而愈。随访 2 年，未见复发。

临证心悟

《内经》曰："诸风掉眩，皆属于肝。"小儿多动症病因属"风"，病位在"肝"。此患者外有营卫失调，故恶风、自汗、脉缓；内有寒痰内阻，故有口淡多涎、纳呆便涩、脘胀腹满。内外合病，上犯心肝而致神思涣散、多言多动。我以患者消瘦、多汗、恶风恶寒、肤色苍白、腹肌拘紧等症，诊为桂枝汤证；据肢冷、口淡多涎、时有喘咳、舌淡苔白等症，诊为苓甘姜味辛夏仁汤证，合剂而治，沉疴方除。

第二部分

经方医话

什么是经方

　　什么是经方？这是大家都非常关心的问题。我们说经方来源于《伤寒论》《金匮要略》，经方是《伤寒论》与《金匮要略》的药方当然没有错，但是我更认为经方是一种特殊的诊治方法，这种方法主要是方证相对应和随证治之。假如根据这样的方法去治疗疾病的话，其他一些后世的方子也可以成为经方，如二陈汤、三仁汤、四物汤等后世的方都可成为经方。假如医生运用理、法、方、药的方法去使用方，即使是《伤寒论》《金匮要略》的方也是时方；反之，假如医生用方证相对应的方法去使用这些方，这些方就是经方。

《伤寒论》是一本怎样的书

　　《伤寒论》是一本怎样的书呢？每一个学习经方医学的人都非常关心这个问题，我也不例外。几十年来，我一直在探索和研究这个问题，慢慢地我明白了。《伤寒论》是疾病总论，它不仅注意病人群体的共同特征，对每个病进行专病专治的同时，或者在辨病的基础进行辨证施治，更注重把人体抗病的总的反应，即病人重要的症状、体征和体质综合起来考虑，然后找到和它相对应的方证。这个办法非常好，几十年来我一直用这个办法来治疗疾病，临床取得了很好的效果，也越来越感到《伤寒论》是疾病总论的精神一点也不错。正如陆渊雷讲的那样：“中医不能识病，却能够治病；中医的方药对疾病没有特殊的效果，对症状却有特殊的效果。”这句话真是至理名言。如果你能做到这一点，临床上就能随心所欲地达到徐灵胎所讲的“万病皆通”的境界了。

经方无国界，可以走向世界

　　长期以来，人们都认为要学好中医，一定需要中国的文化背景和中医知识，其实学习经方并非如此。经方医学通过直观的、直觉的辨证，即方证相对应的方式直接进入临床，可以省去大多数的中医理论。我的一个德国朋友狄特马，他学习经方的故事就证明了这一点。狄特马今年 55 岁，从事中医临床已经有二十几年的历史，可以说，他对经方与《伤寒论》一往情深。他通过英文版的《伤寒论》去学习经方，用针药结合的方式去治疗各种疑难杂病，在当地具有一定的影响，可以说是小有名气。近几年来，他每年都有半个月的时间到我诊所交流学习。他不懂中文，也不识中国字，那他是怎么把经方学得这么好的呢？他认为经方就是一门技术，人人可以学习。狄特马学习经方效果这么好的例子就证明了前面讲的经方医学的特殊性。所以，我认为经方无国界，经方可以走向世界，对于这一点我充满着信心和期待。

中医不能识病却能治病

学校附近一个老太婆的耳朵突然一点声音也听不见了，西医诊断为神经性耳聋，中医诊断为肝肾两虚的暴聋，中西医治疗一个月都无效，后来找我诊治。我根据老太婆形体矮胖，面色淡黑，畏寒怕冷，鼻塞不通，舌质淡，苔薄白，脉沉弱等脉症，诊断为麻黄附子细辛汤证。虽然是高血压病患者，也还是据证用方，用了三剂麻黄附子细辛汤。由于方证相符，一剂下去，听觉就基本恢复了正常。

处方如下：制附片 9g，细辛 3g，生麻黄 6g。

当然在用中药的同时也没有忘记给她针刺，针刺的穴位是：耳门、听宫、太溪。

这个病例治愈后的第三年，老太婆的媳妇，一个李姓妇女找我诊治泪囊炎。我当时还没有学习过眼科，在治疗这个病人之前脑子里还没有眼睑缘炎、泪囊炎等各种眼病的概念，更别说泪囊炎的急性与慢性的鉴别诊断了。所以当李姓妇女找我看病的时候，我就告诉她，她患的这个泪囊炎我还没有诊治过，但是可以根据她现在的脉症来诊治她的疾病。

我对她说："任何疾病，在古代都是中医针灸治疗的。现在的一些疾病的名称当时的中医师是不懂的，然而'中医不能识病，却能治病'。就好像你婆婆的暴聋，我虽然不知道她是患了神经性耳聋，但是根据临床的表现，寻找到它的方证还是把它治愈了。"

"中医不能识病，却能治病"这句话是陆渊雷先生说的，在《陆氏论医集·卷三》中，他以这句话为标题写了一篇通俗易懂、生动风趣的医话。他写道："张仲景能识病，又能治病，当然是医学家，不是医匠，不过治病的方法，只需识证，无须识病。本来识证很容易，识病却很难，中医学但求满足治病的需要，那难而无用的识病方法就不很注重。"我服膺于他的中医观点，把他的话时时挂在嘴边。

陆渊雷先生这一段识病、治病的话我开始读的时候感到荒诞无稽，远离常识。然而反复读了几次以后才渐渐地懂得这一段话道出了中医学的奥秘。我想这种见解，并不是每一个中医学家都能说得出来、都敢于说出来的，这不仅仅需要渊博的医学知识，还需要有过人的胆识。

李姓中年妇女说："3 年前偶然感到右眼上下眼睑不适，几天后不适加重并有轻微痒痛，就到状元公社医院求诊于管玉兰医师，管医师的父亲管仲华是温州的眼科名医，她自己在状元桥一带也是颇有名气。管医师诊为急性泪囊炎，给予西药治疗，一周后好转，继续治疗一周而痊愈。然而治愈后不到半年又出现类似症状，又到医院找管医师诊治，治疗了一个来月而愈。后来还发作了两次，都是管医师诊治而愈的。半个月前泪囊炎急性发作，到医院求诊时，恰逢管医师不在，听说她请假了，不知什么时候上班，所以今天来找你诊治。"

李姓妇女刻诊的结果是：右眼发红、疼痛、肿胀，轻微的烫热感，上下眼睑不适，时有排出脓点。除眼部症状以外，我没有发现其他脉症，连舌象与腹诊也没有什么异常。假如仅仅根据眼睛局部的红肿热痛与溢出脓点，应该属于风热证或热证，然而我想看看日本汉方家是如何处理这种眼科疾病的，于是我就对她说，我要考虑一下，请她稍等片刻。

我回到房间，翻书查看日本汉方医学的资料，看他们对于这个病是如何认识的。我看到他们在确诊为泪囊炎以后，对于急性患者一般首选葛根汤加川芎大黄汤，如果能把上部郁滞的毒物通过发表攻下，即可获得治愈。

同时发现这一个方的使用范围很大，是日本汉方家治疗眼睛急性炎症初期的首选方，譬如用它广泛地治疗麦粒肿、睑缘炎、泪囊炎结膜炎、沙眼、虹膜炎，甚至白内障的初期有肩痛、项强等症状时，能够促进迅速治愈的机转。假如病人使用上方疗效不好还可以考虑使用十味排毒汤加连翘。

经过反复考虑，我给李姓妇女开了三剂葛根汤加川芎大黄汤：

葛根 21g，生麻黄 6g，桂枝 9g，白芍 9g，生姜 2 片，炙甘草 3g，红枣 3 枚，川芎 9g，制大黄 3g。

服完 3 剂药后，右眼发红、疼痛、肿胀以及上下眼睑不适基本消除，自述服药后当天流出大量的水样眼泪，第二、三天诸症逐日悉减，第四天来复诊时，左眼反而稍有不适感，口苦，上方加黄芩 9g，再服 2 剂，顺利治愈。

"发病学原因"与"原始病因"的混淆

众所周知，表证是指外感病初期病邪作用于机体的浅表部位所引起的恶风、恶寒、发热、头痛、脉浮等症状和体征的证候。中医根据其脉症的不同，一般分为表热证与表寒证。临床上辨别表热、表寒的具体依据应当是"脉症"而不是"病因"。但温病学说过于强调了病因的作用，这一观点在医者的思维中产生了消极的效果，错误地认为传染性与感染性疾病就是温病；发热是温病的主症；温邪伤阴是疾病的主要病机。因此在辨证上，传染性与感染性疾病在表是表热，在里是里热，在气是气热，入营是营热等概念成为定论。这样一来，无形中将"审症求因"的"发病学"上的病因，变成为"原始病因"。在外因决定论的指导下，把病因这一引起机体致病的充分条件，转变成判断病证性质的必要条件。谬种流传，使病因学说在辨别表证中起了负面的作用。

《内经》与《伤寒论》在结构上的区别

　　古代是一个科学和哲学不分家的年代。《内经》诸多作者的基本智力活动都可以归结到探寻某个超越的秩序，他关心隐藏在事物表面之下的生命秩序和结构，追求天、地、人之间的奥秘和规律，所有这些问题和答案今天看起来既天真又深刻。而在《伤寒论》中思维方式发生了革命性转变，天人合一、五运六气等理论被临证体验、现场观察取而代之，因而研究健病之变，其诊治方法的途径和视角也发生了根本改变——以更多的经验观察大部分代替了形而上的思辨。经验乃是人类另一种探索真理、到达真理的方式，张仲景的《伤寒论》是将经验观察和理性精神结合起来的完美典范。张仲景也在阴阳学说的背景下移植和整理了方证辨证的诊治方法。他将蛮荒年代野性思维的结晶与当时最有力的思想武器——阴阳学说结合在一起。同时，他清醒地意识到方证辨证这种另类思维的珍贵性，所以在整理过程中尽量保存了《汤液经法》中方证的原貌。

　　实例 1

　　黄老伯，60 岁，体重 70kg，身高 167cm。平素血压、血脂、血糖都比较高，面红壮实，时常头痛头晕，颈强肢麻，口苦口臭，饮水不多，咽干时痛；大便黏滞而溏，每日二三次，排便不畅；小便黄短。脉象沉实，舌暗红，苔黄腻；腹诊所见，仅仅有腹肌结实的感觉。投葛根芩连汤：

　　葛根 60g，黄芩 9g，甘草 3g，黄连 9g。

服药 15 剂后，诸症大为好转。在这个方子的基础上加减变化，自觉症状渐渐地消减。前前后后诊治多年。

实例 2

一妇女，35 岁，患三叉神经痛，眼神经区比上颌神经区的疼痛更为严重。病人消瘦，从小体弱多病，结婚生产后，体力更不如前。半年前因感冒长期不愈，引发泪囊炎、鼻窦炎，随后出现三叉神经痛。来我处诊治前，一般靠服止痛片减少苦痛。初诊时，病人烦热，时有恶风，头痛，口苦，恶心，面唇暗红，胸胁苦满，大便秘结；以及月经不调，前后不定期，经量少而色暗紫。腹诊发现左右少腹压痛，左侧有少腹急结状。患者小柴胡汤证与桃核承气汤证俱在，遂给予小柴胡汤与桃核承气汤的合方，3 剂。

第 4 天再次来诊，自诉效果不佳。

遂参考《伤寒论》第 144 条："妇人中风，七八日续得寒热，发作有时，经水适断者，此为热入血室，其血必结，故使如疟状发作有时，小柴胡汤主之。"

患者服 3 剂小柴胡汤后，三叉神经疼痛顿挫，寒热、头痛、口苦、恶心等少阳病证基本消失。然而病人面唇暗红、大便秘结、少腹压痛、左少腹急结依然存在，转投桃核承气汤 7 剂，三叉神经疼痛逐渐趋于缓和。至今已 3 月余，一直没有复发。

经方医学与定向运动一样，其实是一项选择的运动。没错，尽管经方医师依照仲景的医学思想，但每一个病证，都有至少两个方法可以治疗，取得疗效的关键在于选对了正确的方证或者说适合病人体内抗病能力的方药，只有这样，才可能用最聪明的方法战胜疾病，赢得疗效。

实例 3

一中年妇女，患失眠病，因白带黄黏、量多来诊。患者中等身材，面黄肥胖，口苦口臭，舌苔黄腻，病症属于痰热扰心。初诊投黄连温胆汤有效，但停药后不到 1 周又复发。吴鞠通认为，半夏"一两降逆，二两安眠"，这就说明半夏用于治疗失眠就必须超大剂量。遂改半夏每剂三钱（9g）的常例，每剂药半夏用一两半（45g），2 剂药后病人睡眠明显改善，连续服用 1 周，病人睡眠好转，停药观察，没有复发，直至 2 年后因生气，旧病复发来求诊。见病证与前年类似，就原方再投，半夏用量也维持不变。半夏止呕效果与剂量成正相关。例如《伤寒论》中柴胡桂枝汤证有"微呕"，用半夏二合半；小柴胡汤证中治"喜呕"，大柴胡汤证中治疗"呕不止"，都用半夏半升。可见，由治疗呕症的"微呕""喜呕"与"呕不止"轻重的不同，半夏剂量从二合半加至半升，以加强其止呕效果。

《伤寒论》与《内经》是两个连体婴儿

　　《伤寒论》与《内经》是两个连体婴儿。我们祖先对自身疾病和诊治的关注，可能是出于单纯的实用需要，亦可能是因为对这种健病之变的现象引起了浓厚的兴趣。实用需要与兴趣爱好是不相等的：前者是出于实际的生存需要，后者更多是出于祖先对世界的认识、好奇和追问；前者发展成为经方医学，后者发展成为医经医学。由于它们是同一历史阶段的产物，同时产生，同步发展，所以虽然起点不一样，发展的方向也不一样，但研究的对象毕竟都是有生命的人，所以就有许多共同的话题与言语。也就是因为这一些交叉和混同，引起了几千年的误会。是仲景让原来比较散乱的方证在三阴三阳的系统内有序地移动了起来。

　　《伤寒论》重视辨证的动态原则与方药施治的标本缓急，这一方面的研究就牵涉到《伤寒论》中的《内经》成分。吉益东洞大刀阔斧地去掉了《伤寒论》中的三阴三阳理论框架后，使临床医师对疾病的转归失去了依据，这在治疗学上是一种倒退的行为。方证主义，面对疾病的复杂局面只能面面俱到地使用合方，这就失去了对疾病的主症、客症的辨别，主症、客症以及它们的轻重缓急是有关合病、并病、坏病等不同病况的分析、归纳与综合，如果没有了这些规则，那对临床疗效的取得会产生负面的影响。

伤寒与温病

温病是伤寒的子系统，伤寒囊括一切普通型外感热病。《素问·热论》云："人之伤于寒也，则为病热。"又云："今夫热病者，皆伤寒之类也。"这也是这般蕴义。

《伤寒论》中羼入《内经》家的条文，如宋本第 4 条云："伤寒一日，太阳受之。脉若静者，为不传；颇欲吐，若躁烦，脉数急者，为传也。"第五条云："伤寒二三日，阳明、少阳证不见者，为不传也。"第八条云："太阳病，头痛至七日以上自愈者，以行其经尽故也。若欲作再经者，针足阳明，使经不传则愈。"

以下几个方面可论证以上 3 条是《内经》的热论家言。

第一，《伤寒论》与《内经》"热论"中的传经时间不同。热论家的"一日太阳""二三日阳明少阳"，为"一日传一经"。然而《伤寒论》中并非如此，太阳病五六天后才传经。

第二，《伤寒论》与《内经》"热论"中的传经的次序不同。热论家是阳明在少阳之前；《伤寒论》中恰恰相反，少阳在阳明之前，少阳传阳明，小柴胡汤证出现后才会出现大柴胡汤证或者柴胡加芒硝汤证。

第三，《伤寒论》中称"太阳病六七日""太阳病八九日""太阳病过经十余日"。又云："阳明中土也，无所复传。"又云"少阴病得之一二日""少阴病得之二三日"。这些条文所反映出来的信息是什么呢？仲景告诉大家外感热病不会传遍六经的，三阴病也未必是从三阳病传过来的，更不会出现一天传一经的病况。

　　第四，就是第八条后半部分说的："以行其经尽故也，若欲作再经者。"这就是《素问·热论》中周而复始的循环传经现象，与《伤寒论》的六七天传一经，传至若干经后，如果不愈就会死去的论述大不一样。《素问·热论》的循环传经理论与临床事实完全不相符合。

　　第五，还是第八条中说的"针足阳明，使经不传则愈"这一句。《内经》大都为针刺家言，《伤寒论》乃是汤液家言。条文中截断外感热病的演变途径，使它不再传经的方法，用针而不用汤药，这就有羼入《内经》家条文的可能。

　　如外感热病的诊治过程中，被西医诊断为"肠伤寒"的病人，后来转变为"疟疾"般病证，再后来"疟疾"般病证又转变为"痢疾"般病证。这些临床现象用现代细菌学无法得到满意的解释，如果运用《伤寒论》六经传变的观点去解释就可以涣然冰释，怡然理顺了。陆渊雷先生把目光转到《伤寒论》中"传经"这一专题时，才发现书中在传经时间与传经阶段方面都存在着名实不合的现象。

伤寒与杂病

伤寒与杂病是两大类互有联系的疾病，它们之间错综复杂的关系构成所有疾病的主体框架。伤寒是普通型外感热病，大多数有发热的症状，其中少部分不发热的病人是因为体质虚不能发热；杂病大部分是不发热的病，也有一部分有发热的症状，而这一部分发热病人都有特异的主症，如脑膜炎与破伤风等"痉病"，急性肺炎与急性支气管炎等"咳嗽上气"及"痰饮咳嗽病"等都有发热，还有疟疾、急性黄疸性肝炎等病，也都有发热症状，但都属于杂病。

《伤寒论》的篇章排列次序名实不符

　　《内经》"热论"托名于黄帝、岐伯，而中国人有尊古崇圣的心理，张仲景也未能免俗，所以他也在自己的著作中沿用"热论"的名称，把阳明排列在少阳之前。然而，仲景的少阳，来自于太阳，传诸阳明，所以柴胡证不会出现在阳明之后，也不把柴胡类方证编排在少阳篇章之中，因此出现了少阳病篇空巢的奇观。这是张仲景的不得已，亦是张仲景的不彻底的地方，其中透露出的苦衷，更发人深思。

六经辨证框架下的方证辨证

《伤寒论》的六经是六种症候群，是为了治法的方便而设立的。"三阳"与"三阴"的区别，主要是根据人体的抗病力的强弱而分的，而"三阳"之间的区别，是根据机体抗病所在的部位来划分的。太阳在表在上，阳明在里在下，而少阳在两者之间而称为半表半里。"三阴"中的少阴是外感热病过程中心脏机能衰弱者；太阴是肠炎病人中的虚寒者，不应该在《伤寒论》的范围之中；厥阴是千古疑案，出于拼凑。

一般情况下，方证辨证是在六经辨证的框架下进行的，这是比较合理的诊治方法，古人说过："善弈者谋势，不善弈者谋子。"

经方医学的诊治方法，是以仲景三阴三阳结构内的方证状态为目标的辨证施治。方证状态是组成这个结构系统的要素，它们之间的关系遵循一定的规则。《伤寒论》的不朽就在于它能够把三阴三阳的结构与方证状态奇妙地结合起来，只要想想桂枝汤在三阴三阳结构中存在的诸多状态，你就会体悟到这一点。正因为有六经这个疏而不漏的空间，在其中的方证状态才能够有规律地存在，而且以不同的方式方法服务于诊治的目的。整部《伤寒论》给人以巨大的空间感，仿佛医师们被邀请进了一个自由思考的宫殿。

经方医学不把方证作为一个孤立静止的单位，它不仅注意方证结构中的层次比较，而且注意方证之间相互制约、相互依赖的关系，更为重视方证是一个子系统的存在。张仲景把症状看作一个符号系统，产生意义的不是症状本身，而是症状的组合关系。

"方证相对应"不是道具，经方医师既然要用方证辨证诊治疾病，就要自觉地接受"方证相对应"的约束。对"方证相对应"方法的遵循，应该成为经方医师素养中的第一素养，经方医师本能中的第一本能。一句话，只有当"方证相对应"的思维能够深入经方医师的骨髓，在经方医师心中生根，现代经方医学才可能在我们社会上生根，才可能从根子上杜绝选方择药的主观性与随意性。

少阳阳明并病

临床上肯定有少阳病证还没有完全消除而转入阳明病阶段的病状。事实上，这种病证在原文中是存在的，《伤寒论》第229条中就出现了少阳阳明并病。

第229条云："阳明病发潮热，大便溏，小便数。小便自可，胸胁满不去者，与小柴胡汤。"

阳明病潮热，当大便硬、小便数，今大便溏而不硬，小便自可，说明阳明腑实未成，再从"胸胁满不去"一句看，是邪客少阳，留着不去。一个阳明未成，一个少阳不去，可以认为两经之证的出现是有先后关系的，当属少阳阳明并病。

而且在这样病况下出现的少阳阳明并病，其具体的方证应该是多元的，而不是单一的、肯定的一个方证。

既然少阳阳明并病具体的方证应该是多元的，所以康平本的"柴胡汤"比宋本、成本、玉函的"小柴胡汤"就更加贴近仲景的原意。柴胡汤不是一个方子，而是柴胡类方，在少阳阳明并病的病况下应该考虑有小柴胡汤、大柴胡汤、柴胡加芒硝汤等，所以康平本的"主之"两字不妥，因为它不能准确地表达还须进一步选择的可能性，在这里宋本的"与"字就非常到位。所以大冢敬节《伤寒论解说》一书中这条的条文是："阳明病发潮热，大便溏，小便数。小便自可，胸胁满不去者，与柴胡汤。"这是集各版本之精粹，真是无可挑剔。

《伤寒论》中有关少阳阳明并病的条文还有很多，不过它隐藏得比较深，要反复琢磨、比较，还要结合"先外后内"治疗并病的方法才能发现它。

病案 1

一中年妇女，因面部患带状疱疹来求诊。发病已有 1 周，诊治无效，痛不欲生。诊察结果发现诸症并存，有桂枝汤证、小柴胡汤证、小陷胸汤证。我三方合一，给她开 3 剂。3 天后病人来诊，自诉药后效果不显。经考虑再三，认为病证应该是太阳少阳并病。太阳是桂枝汤证，少阳有两个方证：一个是小柴胡汤证，一个是小陷胸证。遂投以小柴胡汤加连翘、蒲公英，3 剂。药后当天夜里疼痛大减，3 天后疼痛基本未发作。但小陷胸汤证仍然存在，继续给小陷胸汤 3 天量，随后一切平安。（娄绍昆《中医人生——一个老中医的经方奇缘》第二十二章医案）

娄绍昆体会：这个病例由于诊治的结果并非是水到渠成的成功，的确是偶然妙得，所以与失败只在一线之隔，一念之差，这使我不得不高度重视对"合病""并病"的学习。

病案 2

另一年轻女病人，咳嗽 1 年，病情黏滞，屡治不愈。因 1 年前患感冒后未完全治愈而遗留下支气管炎。诊治时发现，病人有轻度的胸胁苦满、脐上悸动、口中干燥，咽中如有炙脔，以此为方证辨证的目标，投以柴胡桂枝干姜汤与半夏厚朴汤的合方，连续服用 1 个月而无效。于是再次询问病情，方知病人平素十分畏寒，面色苍白不华，于是转用麻黄附子细辛汤，服药后明显有效，身体逐渐变暖，咳嗽减少，不久治愈。（藤平健.并病之重要性.北京中医学院

学报，1981，（1）：25）

藤平健先生的体会：

1. 慢性病同样可以运用六经辨证。

2. 这个病例是少阳柴胡桂枝干姜汤证与少阴麻黄附子细辛汤证的并病，其中少阴麻黄附子细辛汤证潜藏不露。小仓重成先生把潜藏不露的证称之为"潜证"，那么这个病例中的麻黄附子细辛汤证就是一个典型的"潜证"，所以开始的时候藤平健先生没有发现它。

3. 少阳柴胡桂枝干姜汤证与少阴麻黄附子细辛汤证的并病要运用先急后缓的原则，所以给予麻黄附子细辛汤。

［藤平健（1914—1997），1940 年毕业于千叶医科大学，医学博士，入眼科教研室，师事奥田谦藏先生学习汉方医学，创立千叶大学东洋医学研究会。1950 年参与创立日本东洋医学会，历任理事、会长、评议员等。曾任藤平眼科医院院长、藤平汉方研究所所长，主持藤门医林会，指导古典医著学习。热心并致力于中日传统医学交流，被聘为上海中医学院（现上海中医药大学）名誉教授、北京中医学院（现北京中医药大学）客座教授。主要著作：《汉方腹诊讲座》《汉方概论》《〈伤寒论〉演习》《〈类聚方〉广义解说》《汉方临床笔记·论著篇》《汉方临床笔记·治验篇》《随想集》］

太阳与少阴病的并病

《伤寒论》第 91 条云："伤寒，医下之，续得下利，清谷不止，身疼痛者，急当救里；后身疼痛，清便自调者，急当救表。救里宜四逆汤，救表宜桂枝汤。"

第 372 条云："下利腹胀满，身疼痛者，先温其里，乃攻其表，温里宜四逆汤，攻表宜桂枝汤。"

这两条都是太阳桂枝汤证与少阴四逆汤证的并病条文，由于少阴病急而且危重，所以就和第 100 条的治法一样，依照先急后缓的治则做权宜处理。

并病治法有"先表后里""先外后内"，如果用这两个治法来对待第 91 条与第 372 条中的病况就犯了胶柱鼓瑟的错误。《伤寒论》在诊治危急病证与急性疼痛病证的时候采用"先急后缓"的治则来解决这类问题。从这里我们就看到了仲景既不刻舟求剑，也不守株待兔的思维方式，以及一切从临床实践出发的诊疗特色。

第 372 条对表证与里证的临床表现的论述都非常简洁，初学《伤寒论》的时候经常会遇见这些方面的疑问。《伤寒论》的用语有自己的特色，第 372 条中所谓"腹胀满"一词，多是为虚证患者所设，假如是实证患者的腹胀满，就会使用"腹满"二字。论中"腹满"一症，除了太阴病的提纲证这一特例以外，无论是热证或者是寒证基本上都是实证。因此，第 372 条的下利而"腹胀满"就蕴藏着"腹胀喜温喜按，按之无力，脉象虚弱"等虚寒证的所有表现。

　　拜读《伤寒论》需要字斟句酌，不然的话，就会引起理解上的错位。譬如论中的"发热"指太阳病的热型，必定伴有"恶寒"；少阳病和阳明病的热型不叫"发热"。又如论中的"胃"其实是指"肠"，真正的"胃"仲景称之为"心下"。又譬如"呕逆"与"吐逆"并不是一个症状，"呕逆"是腹内翻腾欲吐，"吐逆"却是打嗝等。

　　论中的"发热"一症非常多见，我们一般都是根据伴随的症状去诊断。少阳病也有提到发热一症，然而不是"往来寒热"就是"呕而发热"，唯有第165条的大柴胡汤证，称之为"伤寒发热"。阳明病发热的热型都称之为"身热""有热""潮热""日晡所发热"等。

少阴病三急下证乃《内经》热论家言

　　《伤寒论讲义》是继承历代伤寒学者的注释成果而编写的，不仅具有合理性，而且具有权威性。三阴病三急下证的三条条文历代注家多以为是少阴复转阳明，就是中溜入府的病。大家口上说的"少阴"，治法与方药依然是方证相对，根据阳明腑证投以承气汤。

　　少阴病三急下证对于有经验的医师，可以通过"避虚名，究实质"的途径"有证治证""方证相对"进行有效地诊治。但是一般医师可能就会被这种名实不符的病况搞得晕头转向，甚至会犯"虚虚实实"的错误。

　　少阴复转阳明，已经复转成为完完全全的阳明腑实证了，所以才要用大承气汤急下。仲景不过是说明一下"三急下的阳明腑实证"是从"少阴病"复转而来的罢了。

　　历代《伤寒论》研究的主流意见，包括现在中医院校的《伤寒论》教材，一直还在坚持"复转"与"中溜入府"一说。

　　"若以其自少阴转来而仍称少阴"的逻辑去进一步推理，"则太阳少阳之转入阳明者，仍称之太阳少阳可乎"？只有在一种情况下，上述三条条文的逻辑关系是正确的，这就是"少阴病"这三个字等于"阳明病"。因为《内经》的"热论"中三阴病都是《伤寒论》中的阳明病，所以《内经》的少阴病也就是《伤寒论》中的阳明病。《伤寒论今释》云："少阴篇用大承气汤急下者三条，其病皆是阳明，盖亦热论家之旧文，故称少阴耳。"也就是说，不管这三条条文是不是张仲景的，如果它们在逻辑上是无懈可击的话，那只有运用《内经》热论家的诊治外感热病的理论才行，因为《内经》热论家对于少阴病就是使用泻下法的。

《素问·热论》少阴之证是"口燥舌干而渴"，而《伤寒论》中的少阴病三急下证所举的第 1 条条文中就有"口燥咽干者"，两者基本符合。

《素问·热论》日传一经，传到少阴是第 5 天，而《伤寒论》第 320 条大承气汤证的开头为什么说"少阴病，得之二三日"呢？"热论五日始入少阴，今二三日已见下证而口燥咽干，故不待日而急下也"（《陆渊雷医书二种》）。《素问·热论》少阴病，也就是《伤寒论》阳明腑证来得凶、来得早、来得急，故临床依据方证的变化而变化，不拘泥于时日而提前攻下了。

少阴病三急下证，若不能识为《内经》热论家言，就可能会有死于误下。

《伤寒论》少阴病篇还有哪些重要条文是《内经》热论家之言呢？

其中一条就是第 319 条的猪苓汤证。猪苓汤所治疗的是湿热证，病变在膀胱尿道，本来就是阳明病的方剂，条文谓之"少阴病"，是《内经》热论家的"少阴"，实质上就是仲景的"阳明病"。

柯氏《伤寒来苏集》云："上越、中清、下夺是阳明三大法。""栀子豉汤所不及者，白虎汤继之；白虎汤不及者，猪苓汤继之。"习伤寒者应一切从临床出发，一切以方证辨证为准则，不要拘于以往的陈规陋习。猪苓汤的归属与其说它是少阴病，还不如说是阳明病；与其说它是阳明病，还不如说是膀胱尿道湿热证。

太阳表证的辨别很重要

中医学中表证的辨别最为常见，但要正确地处理好表证可不是一件简单的事。《伤寒论》中的表证就是太阳病，仲景对它的论述极为仔细，占总篇幅的一小半。这是为什么呢？陆渊雷的解释是，太阳病最难，所以要花大力气去做，就譬如剖竹子，刚开始时非全力以赴不可，待到刀子砍进去了，就可以轻轻用力，也就能势如破竹了。

历代名家也以表证的掌握与否来衡量后学者的临床水平。记得有一个现代上海名医的故事，他想把儿子培养成优秀的中医师，于是待儿子中学毕业后，就送他到自己的一位同行好友处学习，一边读经典，一边侍诊抄方；2 年后又转到另一个同行好友那里学习 1 年，随后送他去日本读医科大学。5 年后，儿子毕业回国后，就让他在自己的诊所里抄方，手把手地教他辨证施治，1 年后才让他在自己的诊所里另设一室独立处方，这样遇到疑难处可以随时请教。同时还规定：高热患者与风痨鼓癥等病人一定要请父亲会诊，并由父亲主治，以示对患者的负责。这样过了 2 年，儿子渐渐成熟起来了。有一天下午，父亲去远地出诊了，浦东来了一个高热半月的病人，只好由儿子来诊治，儿子认为是麻黄汤证，就给病人开了 4 味药，立刻给病人煎好服下，并留下观察。服药后 2 个小时，病人微微汗出，体温稍退，由寒热并发转变为往来寒热，再诊视舌头，舌淡红，苔黄腻，尚有口苦、呕恶、涎臭、胸闷等症状，于是另给柴芩清胆汤

2剂。待父亲回来，儿子讲述了以上的诊治经过，父亲听后半天不说话，好一回儿，突然喜形于色，手掌高高举起，把桌子大拍一下，对儿子说："你有饭吃了。"意思是说，儿子能独立行医了，并通知家人2天后在上海大酒店宴请儿子的两位老师及同行好友，以祝贺儿子"有饭吃了"。当时儿子有点儿想不通，心里想："为什么二次拜师没有请客设宴，日本留学毕业回来也没有摆酒庆祝，现在我只开出了一个麻黄汤，父亲反而会高兴得这样？麻黄汤不是10年前刚学医时就了如指掌的吗？"父亲对他的心思一清二楚，就对他说："儿子，你记住，理论上知道了不等于懂了，懂了不等于会用了，只有等到你真正地掌握了方证相对，才算你入了门，入了门才有饭吃。这有饭吃，是指真正地凭自己的本领立身处世。"

他父亲最后的这几句话是压低声音讲的："麻黄汤就像一个中医灵魂，你热爱中医的时候你就会得到它的青睐，等到你对中医失去了感情，对，主要是指对中医临床的热情减退的时候，它就会悄悄地离开了你。孩子，父亲祝愿你一辈子与中医灵魂相伴。"

这个故事不知道是不是杜撰的，但对我的影响很大。它让我时时担心中医的精灵会别我而去，冥冥之中不时促使我翻翻《伤寒论》的有关著作，从中寻觅着这精灵的踪息。多年来，我应用解表的麻桂类方，治愈了不孕症、中心性视网膜炎、腰椎间盘突出症等病证，在临床的实践中渐渐地入了门。看病时不论外感、内伤，首先辨别有没有表证的征象，若有表证征象的病，我一般总是先行解表，由此而体会到古人问诊歌诀中说"一问寒热"的重要性。

如我曾诊治一个三叉神经痛7年的妇女，是我的一个学生的姑母。病发时，上、下牙剧烈掣痛，太阳穴悸痛难忍。为了止痛，拔掉了三颗牙齿。白天隐痛还可忍耐，夜间掣痛失眠，真是痛不欲生。我诊治时，知道有恶风、烦热、无汗、脉浮紧等表证，根据脉证投以麻黄汤1剂。第2天早晨，我刚起床就有人来敲门，开门后一看，原来是这个三叉神经痛的病人。她说服了中药一夜没睡。我大吃一惊，问："那头和牙齿还痛吗？"她说："奇怪的是牙一点也不痛了，太阳穴也不悸痛了。"我又问："中药是什么时候喝的？"她说："晚上8点钟服的第一煎，11点钟服的第二煎。"我说："方药是服对了，但服药的时间不要在晚上，可能麻黄有提神的兴奋作用。"我根据当时的脉症又给她开了3剂四逆散，并在太阳穴刺血，并告诉她，如果复发就再来。她是洞头岛上人，回去了以后一直没有消息。1年后，我向学生打听他姑妈的情况，他告诉我，姑妈的病没有复发。

从这个病例中，我进一步认识到，在杂病中也有表证，当表证存在时，你如果不去解表，其他的治疗可能就达不到疗效，因为表证是整体性的病变，它比局部的病变对机体的影响更为强烈。

辨别表证应当是每个中医师的基本功，但说一句得罪人的大实话，现代中医师中不能正确辨别表证的人不在少数。这是令人难以接受的事实！可见辨别表证不容易。为了说清楚这个问题，我想举恽铁樵弃文从医的例子。

恽铁樵1911年任商务印书馆编译，1912年任《小说月报》主编。他非常重视章法文风，尝谓"小说当使有永久之生存性"，录用文稿，不论地位高低、名声大小，唯优是取，尤重奖掖晚生，育携新秀。当时鲁迅创作的第一篇小说《怀旧》，署名为"周逴"投到《小说月报》，恽铁樵独具慧眼，对这篇小说和作者倍加赏识，发表在第四卷的第一号上，对文中佳妙之处密加圈点，并加按语向读者热情推荐，给鲁迅留下了深刻的印象。20年后，鲁迅在致杨霁云的信中还提及此事。一时传为佳话。恽铁樵10年的编辑生涯虽与医学无缘，但却为他熟悉和掌握西医知识，以及其后的著书立说打下了扎实的基础。

正当恽铁樵在事业上取得成就的时候，接连遭遇丧子之痛。1916年，年已14的长子阿通殁于伤寒，次年第二、三子又病伤寒而夭折。粗通医道的恽铁樵往往心知其所患某病，当用某药，但是苦于没有临床经验不敢轻举妄动，向医生建议商讨，从未被采纳，只是爱莫能助，坐以待毙。痛定思痛，深深地感到求人不如求己，遂深入研究《伤寒论》，同时问业于伤寒名家汪莲石先生。1年后第四子又病，发热恶寒，无汗而喘，太阳伤寒的麻黄证显然。请来的名医，虽熟读《伤寒论》但不敢用伤寒方，豆豉、山栀、豆卷、桑叶、菊花、杏仁、连翘等连续不断，遂致喘热益甚。恽铁樵踌躇徘徊，彻夜不寐，直至天明果断地开了一剂麻黄汤，与夫人说：3个儿子都死于伤寒，今慧发病，医生又说无能为力，与其坐着等死，不如服药而亡。夫人不语，立即配服。1剂肌肤湿润，喘逆稍缓；2剂汗出热退，喘平而愈。于是恽铁樵更加信服伤寒方，钻研中医经典，亲友有病也都来请他开方，而所治者亦多有良效。一日某同事的小孩伤寒阴证垂危，沪上名医治疗无效，恽铁樵用四逆汤1剂转危为安。病家感激万分，登报鸣谢曰："小儿有病莫心焦，有病快请恽铁樵。"求治者日多一日，业余时间应接不暇，遂于1920年辞职挂牌，开业行医。不久门庭若市，医名大振。

当我第一次读了这个使人惊心动魄的故事时，觉到难以想象，脑子里出现了一大堆的问题。当然，在当时只能是自己问自己。我想以恽铁樵当时的社会地位，自己也稍有医学知识，再加上他有3次丧子之痛的经历，他所请来的中医肯定是全上海第一流的，他们的理、法、方、药能力肯定要比恽铁樵强，医疗经验更不好比了。恽铁樵的处方很可能是"大姑娘上花轿"人生第一回吧？！那为什么疗效会天差地别？答案只有一个，恽铁樵自觉或者不自觉地运用了方证辨证，而他所请来的中医们，他们还在温病病因的辨证中摸索着。他们虽然是20世纪20年代全上海所谓的"名医"，其实并没有临床上的真本领，可以说他们还没有学会对表证的辨别。

综上所述，对太阳表证的辨别是中医临床的重要课题。

辨别表证不容易

"对一门学科来讲，基本概念是重要的，最基本的概念是最最重要的。"那对中医临床诊治来说，表证就应该是最基本的概念之一了。要辨别表证并不容易。就说一件我亲身经历的事吧，从中就可体会一二。

我们单位有一位老师，有一天特地来找我，问了一个相当有趣的问题。他说："我家小孩最近经常感冒发烧，孩子一发烧，我们夫妻就会争吵。为什么呢？因为我妻子是医院的护士长，根据西医的常规处理，孩子发烧，特别是超过39℃的高热，就要把孩子的衣服解开，帮助他散热。而我坚决反对，根据自身感冒发烧的经验，每次感冒发烧时，总觉得恶寒怕风，所以我都用被子把孩子盖得严严实实的。妻子和我的意见正好相反，我们各执己见，所以就争吵起来了。你是怎样看的，到底是我对还是她对？"

我对他说："你提出了一个医学上很重要的一个问题。你与你妻子的处理办法都有对的一面，也有不恰当的地方。对孩子发烧这个症状，需要结合其他一些有关症状进行分析，也就是中医讲的需要辨证，辨证分析后，才可决定用谁的方法合适。而你妻子的办法是对症的物理疗法，从西医的角度来看也是权宜之计。当然中医也可用这个办法配合针药治疗里热证。"我的同事听了一下子领悟不过来，说："你能否简单地讲一讲，什么情况下我是对的？什么情况下我妻子是对的？"我说："孩子在发烧时，如果同时伴有恶寒，那你的做法是对的；假如孩子发烧时，没有伴有恶风、恶寒的话，你妻子的做法就是对的。"他感到有点为难的样子，说："我们怎么知道他有没有恶寒呢？"我说："这个不难分别，你仔细地观察他的皮肤表面，有毛孔悚然、鸡皮疙瘩的就是恶风寒的反应。"他满意地点点头。我接着说："有恶寒的情况下，不管发烧有多高，中医认为就是表寒证，要辛温解表，同时要保暖，促使他出汗；假如没有恶风寒的症状，只是发热，中医认为是里热证，要清热泻火，同时要适当减少衣被，帮助他退热。"他想了想又问："孩子在发烧时，如果同时伴有一点点恶寒，它属于中医讲的什么证呢？我们又该怎么做才是对的？"我想，他问得倒很仔细、很全面，于是对他说："它属于风热表证，即表热证。中药方剂要用银翘散。作为家庭护理，要注意的是衣被不要太严实，要多喝开水。"他连连点头，似有所得地走了。

太阳表证表现复杂举例

太阳病传不传入阳明，医生事先无法预料，并可能因许多无法预料的因素而陷入三阴。所以，医生只能根据太阳病来治疗，不然的话，就更加被动。太阳病辛温解表时，医生事先预料到可能导致体温不降反而升高而进入阳明病，病家就不会害怕，哪怕病人愚昧，对医生事先预料的可能还是会接受的，这不同于医生事后的解释。更重要的是，医生如果事先对此种病情的正常演变能够胸有成竹，那就不会乱了方寸。

临床上外感热病太阳病阶段表现复杂，如表寒证有用辛温药一汗而解的，有汗解后体温稍有下降的，也有不但没有恢复正常反而有上升的。现仅举我的 2 个治疗验案加以说明。

1. 1975 年 3 月 9 日。本地一女教师的 7 岁女孩，平日身体一向强健，5 天前突然发高热（40℃），喘咳。血象检查：白细胞 20×10⁹/L 中性 78%。某医院诊断为支气管肺炎，按西医常规处理，效果不是很好，家长央求我予以中医治疗。诊之：见发热恶寒，鼻流清涕，直喊头痛，气喘而咳，无汗。脉浮紧数，脉搏 110 次/分，舌苔薄白。断为外感风寒，太阳为病，表卫不宣，虑其化热内传，拟解表发汗、宣肺平喘，处以麻黄汤（生麻黄 4.5g，桂枝 3g，杏仁 7.5g，生甘草 3g）。服后 3 小时，漐然汗出，体温下降，诸症悉除。

2. 1975 年 8 月 10 日。陈小茵，3 岁女孩，住离我家 20 多里外之关元公社徐岙大队。4 天来，由于持续高热、神昏嗜睡、颈项强直等症状送医院治疗，西医认为有"乙脑"可能。因其家人拒绝抽验脊髓液等检查，故未确诊。仅予以中西药物对症治疗，但病状自加，特来邀诊。当时病儿处于嗜睡状态，体温高达41 C°，头额极烫，而两足冰凉，脉浮数（130次/分）。家人见其高温不退，整日以冷面巾敷额，大扇扇风，以求降温，而病儿却毛孔悚立呈恶风寒状。查其苔白而滑，项部强直，克匿格氏明显；问之无汗，并时有喷射状呕吐。当时我以其项背强直、发热恶寒无汗、脉浮数、苔白滑为主症，并顾及呕吐等症状，断定应予葛根汤加半夏汤以求解肌发汗、升津舒络、止呕降逆。主用葛根9g，生麻黄4.5g，桂枝3g，白芍6g，生草3g，大枣3个，生姜6g。并告其家人："外感表证高热为机体抗病的征象，无须进行任何外力强求降温。"服后2小时，汗出，体温降至38 C°，口渴求饮，呕吐止。再试以大扇扇风，再也不见畏风寒之状，而精神却极度疲乏，恶衣被，小便变黄，大便未解，脉象转为洪大，知病情已转向阳明阶段，而"阳明无死证"，乃知险期已过，即予以白虎加人参汤，2剂后热退身凉，诸症消失，无任何后遗证。

太阳表证辨别不易的原因

1. 病因学说在辨别表证中的负面作用

众所周知，表证是指外感病初期病邪作用于机体的浅表部位所引起的恶风、恶寒、发热、头痛、脉浮等症状和体征的证候。中医根据其脉症的不同，一般分为表热证与表寒证。临床上辨别表热、表寒的具体依据应当是"脉症"而不是"病因"。但温病学说过于强调了病因的作用，这一观点在医者的思维中产生了消极的效果，错误地认为传染性与感染性疾病就是温病，发热是温病的主症，温邪伤阴是疾病的主要病机。因此在辨证上，传染性与感染性疾病在表是表热，在里是里热，在气是气热，入营是营热等概念成为定论。这样一来，无形中将"审症求因"的"发病学"上的病因，变成为"原始病因"。在外因决定论的指导下，把病因这一引起机体致病的充分条件，转变成判断病证性质的必要条件。谬种流传，使病因学说在辨别表证中起了负面的作用。

2. 中医教材误导的结果

将近半个世纪的中医学教材都把表寒证的脉象定为浮紧与浮缓，而把表热证的脉象定为浮数。这里犯了两个低级错误。作为鉴别诊断，一定要针对同一个概念来比较，而这里的浮紧、浮缓与浮数是不同的概念范畴，前者是指寸口脉的紧张度，后者是指寸口脉的速度，这在逻辑学上是概念区界越位，不对等比较也就无法比较，失去了鉴别的价值。用一句乡下的土话来说，就是"丈母娘说天，小女婿说地"，这是一。其二是，临床上严重的表寒证大多体温升高，不言而喻，其脉搏加速变快，就是脉数，所以麻黄汤证常呈浮紧数脉象、桂枝汤证常呈浮缓数脉象。其实有关这样的脉症情况，《伤寒论》中比比皆是。由于中医教材误导的结果，使从医者常把表寒证误诊为表热证，造成从医者不会使用辛温剂的现状。

3. 将病情的正常演变错认为是误治

表寒证用辛温药一汗而解的不在少数，然而临床上我们也常常看到，汗解后体温不但没有恢复正常，有的反而上升，于是有些人就错误地认为是辛温药用错了，以后可能就引此为鉴。清代名医陆九芝对此种病情的正常演变有卓越的见解，他认为严重的表寒证经正确的辛温解表后，其残余寒邪化热传变入阳明是佳兆，怕的是伤阴亡阳，误入三阴。当然他当时没有体温计，没有指出太阳病传入阳明后体温可能升高，但我们都明白患者的体温，在太阳病期比阳明病期一般都低的临床事实。陆九芝一生致力于阳明病的研究，他认为病到阳明就像罪犯逃进了死胡同，虽然气焰嚣张，但已无路可逃，只要治疗及时、方药正确，就可痊愈，所以他有句名言："阳明无死症。"

除此之外，辛温解表剂服后，偶而有个别患者会出鼻血。这一现象，仲景早有交代，后世中医称之"红汗"，是佳兆。但病家和持不同观点的人，往往将病情的正常演变错误地认为是医者的误诊误治，他们认为这些病证应当是表热证用错了辛温药，反而从反面引此为鉴。

4. 抓主症抓错了目标

表证的目标是明确的，但表寒证与表热证的目标却比较模糊。

在外感发热，特别是高热时，下列一些带有热性性质的症状与体征对辨别表寒、表热证的意义是不大的，如体温高、脉数、口干、尿淡黄等。而决定表寒、表热的主要症状是"脉浮"和"恶风、恶寒"的程度，"有一分恶寒即有一分表证"这句话，恰如其分地表达了表证的主要特征。表热证的"微恶寒或不恶寒"，说明表热证作为"表证"的特征在减弱，或者已处于里热证的最初期，仅仅只带有轻微表证，所以辛凉解表的银翘散中主要是清里热的药，仅有少量的辛散药，辛散药中主要的也还是辛温的荆芥。由于表寒证与表热证的目标比较复杂，再加上医者在病邪决定论的错误观点指导下，抓主症容易抓错了目标。

诊治普通感冒是中医临床第一课

　　"普通感冒"，应该是中医临床最基本病症之一，诊治"普通感冒"应当是每个中医师的基本功，但说一句得罪人的大实话，可以说，现代中医师中不能正确辨治"普通感冒"的人不少，这的确令人难以接受，但却是不争的事实！

　　感冒的治疗，是以《内经》"发表不远热，攻里不远寒"为主要原则的；辛温解表是晋唐以前中医治疗外感表证的主要方法。金元时代，刘河间倡导辛凉甘寒解表，为外感表证的诊治开辟了新的门径。其弟子张子和"伤寒宗仲景，热病从河间"，辛热辛凉并行不悖。时至明清，温病学从伤寒学中分化出来，自成独立体系，新感用辛凉，伏邪以苦寒，渐成共识。晚清以降，随着温病学说的普及，偏爱辛凉而畏怕辛温的见解渐渐成为社会时尚。为了纠正时弊，伤寒学派医家矫枉过正地否定了温病学说，如陆九芝认为太阳病唯有表寒证，所谓的"表热证"其实就是阳明病。陆渊雷继承了陆九芝的观点，他在一篇《伤寒之外没有温热》的论文中说："仆自从师实习以来，遇所谓温病者，未尝一用银翘、桑菊，亦未尝一遇逆传心包之症，有之则银翘、桑菊之坏病耳。是知逆传心包，正是辛凉轻剂所造成，时师投辛凉轻剂时，必豫言其逆传心包，既而果然，则病家以为神，医家亦自以为神。"（《陆氏论医案·第三卷》陆渊雷医室发行1933年8月版）。虽然言之凿凿，但是言过其实，有失偏颇。

　　感冒初起应治以辛温解表法，不仅仅属于伤寒学说，温病学说经典之一的《温病条辨》也是以辛温解表的桂枝汤为开篇第一方的。其第四条曰："太阴风温、温热、温疫、冬温，初起恶风寒者，桂枝汤主之；但热不恶寒而渴者，辛凉平剂银翘散主之。"对此吴鞠通进一步解释道："伤寒之恶寒，太阳属寒水而主表，故恶风寒；温病之恶寒，肺合皮毛而亦主表，故亦恶风寒也。"叶天士的《临证指南医案》中，也有大量使用辛温解表法的医案。这充分说明对外感病的认识，虽然可以有伤寒学说与温病学说的不同角度，但尊重临床的客观现实则是一致的。

总之，对于感冒，我们应该有一个全面、整体的认识。事实一再表明，无论是感受时邪中的哪一种邪气，其初期的表现几乎是一样的，都有恶风寒之表证，都应该使用辛温解表之法治疗。只有等其入里化热之后，才可以酌情选用辛凉解表法。所以日本各派汉方家，如大冢敬节、矢数道明、清水藤太郎、藤平健、龙野一雄等都认为葛根汤、桂枝汤是普通感冒初期的首选方，也是所有急性传染性、急性感染性前驱期的首选方，甚至把葛根汤列为普通感冒初期的家庭用药。

陆渊雷言之凿凿："仆自从师实习以来，遇所谓温病者，未尝一用银翘、桑菊，亦未尝一遇逆传心包之症，有之则银翘、桑菊之坏病耳。是知逆传心包，正是辛凉轻剂所造成，时师投辛凉轻剂时，必豫言其逆传心包，既而果然，则病家以为神，医家亦自以为神。"

外证不等于表证

《伤寒论》第 42 条云："太阳病，外证未解，脉浮弱者，当以汗解，宜桂枝汤。"

第 44 条云："太阳病，外证未解，不可下也，下之为逆。欲解外者，宜桂枝汤。"

外证不等于表证。表证所指的范围比较狭窄，外证则将表证包括在其中，而且外证的有无是决定是否使用攻下方剂的重要指标，一般只有在外证消解后才可以攻里。以上两条仅仅是指出外证在只有单一的太阳桂枝汤表证时，先用桂枝汤解除表证。然而第 106 条中阳明桃核承气汤证的"热结膀胱"与第 144 条中的少阳小柴胡汤证的"热入血室"似乎是同一病证，因此两者之间应该有内在的联系。

第 144 条云："妇人中风，七八日续得寒热，发作有时，经水适断者，此为热入血室。其血必结，故使如疟状发作有时，小柴胡汤主之。"

在"外证未解"的病况下，除了必然存在的阳明里实证之外，外证的存在形式一般有三种：①太阳桂枝汤证，就是第 42 条与第 44 条所述的那样；②少阳小柴胡汤证，第 104 条中"先宜服小柴胡汤以解外"一句，已经揭示了小柴胡汤证能够解除外证的事实；③太阳少阳合病，根据太阳少阳合病治少阳的治则，应该用小柴胡汤，可见实际存在的就是小柴胡汤证。依据以上的推理，再根据大量的临床实践经验，基本可以推定第106条论述的是使用"先外后内"的治法诊治少阳和阳明并病的过程。大冢敬节先生这样认为，藤平健先生也是这样认为的。

审症求因是方证辨证中的充分条件而不是
必要条件

先讲一个我自己的亲身经历，就是这个经历使我走上经方研究的道路，使我成为中医师。

当时是三年困难时期，我随父亲回乡务农，开始在何黄淼先生的指导下学习针灸，偶然的一个机会，我读到了20世纪30年代出版的陆渊雷的论医集，从中知道了中医学中有一种方证辨证的路子，知道了《伤寒论》的重要性。熟读了陆的激情洋溢的著作后，我就变成了他的忠诚的"遥从弟子"，开始了仲景著作的学习。3年后，虽然我已用针灸治愈了许多同村的病人，但还没有开过一张处方，心里跃跃欲试。和我同一生产队的一个年轻农民娄文木，因为端午节多吃鸡蛋与棕子，呕吐、腹泻、腹痛，西医诊断为急性胃肠炎，输液后好转，但胃胀、呕逆、便溏，几个月来一直不愈。看了几个中医，都认为病因是伤食，处方离不开消导化食的药物，可都不但无效，病情反而日益加重，体重3个月来减少了20多斤。最后来我处求诊。诊察后，我认为是《伤寒论》中的半夏泻心汤类方证，根据是患者当时的三大主症：心下痞硬、呕吐恶心、肠鸣下利；再考虑他另有口疮、睡眠不安等兼症，选用甘草泻心汤。当时年轻气盛，认为方证丝丝入扣，必然有效。我的辨证以方证为诊断要点，而病因仅仅是充分条件而不是必要条件，这是从仲景使用桂枝加厚朴杏子汤得到的启发。仲景使用此方，不管是喘家或是下之后，只要符合桂枝汤加厚朴杏子汤的方证，就可使用。处方后心中甚至暗暗决定，如果这方服下无效，今后我不打算把中医学下去了。患者服3剂药后，诸症明显改变，我高兴得手舞足蹈，觉得终于找到了学习中医的方向，只要按照这一方向努力，一定可以把握中医学的精髓。所以我把这个病案的治疗成功，看成是我学习中医道路上的第一个里程碑。

《内经》记载了中医学初期的病因决定论："百病之生也，皆生于风、寒、暑、湿、燥、火。"这是病邪决定论的阶段，和其相应的思想，如"寒者热之，热者寒之"等把压制对抗疗法当做常规。这种疗法临床证明疗效不好，往往旧病未去，新病复起，即使暂时治愈，复发率也很高。

中医从失败中认识到，光是注重外因致病是片面的，一定要寻找机体内部的抗病反应。因此，在诊断上强调"谨守病机，各司所属"。仲景是临床理论家，他从临床疗效出发，以六经辨证为纲，将病因冷处理，注重方证相合，建立了方证辨证的初步体系。

温病学说发展与补充了仲景的体系，但在以病因定病名方面，给后学者留下遗憾，如春温、冬温、暑温、湿温等病名，使人们对疾病的诊治，更加模糊。这里有一个真实的故事，可以用来说明这个道理。

1943年，万友生初学医时，其母发热，大概是肠伤寒，万友生请一名医诊治，诊断为湿温，给她服用清热化湿的方药，可病势日趋严重，患者神衰力疲、少气懒言、不思饮食、舌上白苔久久不化，一日脉数每分钟达120次。万提出用人参，但名医说"湿温病无补法"，仅在原方中减去苦寒药。第2天患者身热忽退，而四肢厥冷、蜷卧欲寐，少阴危象毕露，名医这才用四逆汤加人参救急，可万母不及服药即亡，万抱恨终生。

这个病案告诉我们，将病因视为决定性必要条件是不可靠的，即使是名医也会犯错。临床上方证、药证朴素无华，虽初学者也能把握。

但我们也不能由此而走向另一个极端，像日本汉方家的古方派一样，主张"方证主义"。因为病因反映了疾病的基本矛盾，而方证所反映的是人在健病之变过程中的主要矛盾。仲景辨证以方证为主要目标，也要顾及病因因素。

我曾医治过这样一个病人，他全身肢节疼痛、下肢关节红肿热痛、苔黄腻、口苦、口干、饮冷、尿黄、脉数，一派湿热之象，属苍术白虎汤方证，但投方无效，反增痛苦。仔细询问方知病因淋冷雨而起，寒湿的病因隐蔽在深处，左右着病机的发展。于是改投五积散，5剂有显效，再10剂而痊。

也正是这个原因，万友生这个终生研究经方的人，到了晚年反而转向时方的研究；刘渡舟晚年也主张经方、时方合轨。其中的甘苦，只有他们自己内心知道。

综上所述，我认为一般情况下审症求因是方证辨证中的充分条件而不是必要条件，但也不排除在特殊情况下，病因在辨证过程中所起的主导作用。

理法和方证是辨证论治的一个过程的两个阶段

理法和方证是辨证论治过程中的两个阶段，不存在两种方法，如果强分，结果就是当今的局面，理论和临床脱节！这个结论可能过于武断了。方证辨证和理法辨证是两种不完全一样的辨证方法。它们同中有异，同的方面不用说了，其异的方面倒值得我们深入地去研究。说一句老实话，近两千年来有意识地去比较研究它们异同的人，的确很少很少，而日本汉方家抢先了一步，故有章太炎先生在陆渊雷《伤寒论今释·序言》中的感叹："仲景今在，必叹，吾道东矣。""他山之玉，可以攻石"，让我们静下心来，一步一步地比较、鉴别、对照、研究，特别是密切地贴近临床，实事求是地走出一条现代中医的路来。有些人对"方证主义"不心平气和地去学习，还没有了解方证、药证的长处与不足，还没有把握住运用方证辨证去诊治疾病的本领，还没有品尝到方证契合时疾痛覆杯而愈的乐趣，那是很可惜的。

中医理论分两大部分：一部分是指导性理论，如阴阳、八纲、六经等；另有一大部分是解释性理论。仲景的《伤寒杂病论》就是在六经理论指导下的方证辨证，"观其脉症，知犯何逆，随症治之"，是仲景的诊治要旨。"知犯何逆"是指对病机、病因的理法辨证；"随症治之"是指对主要脉症及所选方、药的方证、药证辨证。因其解释性的理论比较少见，所以简称"方药辨证"。现在有些中医师认为，辨证用药都是严格地按照理–法–方–药的程序进行的。但实际上还存在着另一种与其相反的，按药－方－法－理的程序进行的辨证模式。当然，这种辨证模式总的指导性理论还是阴阳学说。

　　方证是经验，是感性认识；理法是理性认识。没有理性，就没有中医理论，仅是经验的堆砌，《千金》《外台》等方书即如此。

中西医研究对象的区别

西医学的研究对象是疾病，目标对象也是疾病，诊察对象、判断对象、作用对象和目标对象四者是同一的，并随着观测技术的进步，从器官层次到细胞层次再到分子层次，逐步推进关于微观层次的认识。

中医学的研究对象是"天人之际的健病之变"，是人在与环境的相互作用中关于健康和疾病互相转化的过程。中医学把天人之际相互作用的界面定位在人的整体边界，从而保证了人在全体水平上的整体性，从而也体现了人作为地球上有机生命体的最高形式，是主体性开放的复杂巨系统主体性的主导地位。人的整体边界区分了内与外、自我和非我、人和环境，并区分了内外在进化序列上的不同层次。人的整体边界是天人之际相互作用的界面，内外物质能量信息出入交流的调节屏障，界面的屏障功能和全息效应是中医学养生治病的作用对象。中医学的"证"或"形证"，就是天人之际中健病之变在整体边界上的出入信息和全息效应。"证"的出入信息和全息效应是非线性系统的动力学，具有分形和混沌的特征，现知它们不可能用均数和方差来显示其复杂性。"证"是中医学认识和实践的出发点，辨证养生和辨证论治是中医学特色。"证"是四诊的诊察对象，是针灸、推拿、气功、导引、膏贴、熏洗、内服中药等养生治病手段的作用对象。因此，"证"的医学具有界面医学、信息医学、全息医学的特征。

感性的具体和思维的具体——经验的方和方证

中国医学从经验知识的积累开始，经过以探求医道为核心的医经创作阶段，最后张仲景在《伤寒杂病论》中建立了一个在三阴三阳理论指导下的方证、药证辨证的临床诊疗系统。

对第一阶段的经验累积，在《五十二病方》中可以明显地看到，它采用了对同一种疾病——罗列不同治疗方法的编排方式，甚至一症有罗列二十余种治法者，使我们可以很清楚地看出这是一法一法"累加"，最后汇编在一起的结果。这就证明了最初的"经方"类医书是经验累积的结果。

中医学发展的第二阶段，是进行科学抽象、探求医道的阶段。这个阶段的代表性著作是扁鹊内外经、黄帝内外经和白氏内外经。

第三阶段是在东汉末年，中医学却实现了其发展史上最大的飞跃——张仲景完成了其不朽的著作《伤寒杂病论》。这是一部什么性质的著作呢？陆渊雷《伤寒论今释》说："统观仲景书，但教人某证用某方，论中有桂枝证、柴胡证之名，可知意在治疗，不尚理论。"可见仲景是经方家，和《内经》是"医经"家言的诊治方法，师承各别。

中国医学从经验知识的积累开始，经过以探求医道为核心的医经创作阶段，最后张仲景在《伤寒杂病论》中建立了一个在三阴三阳理论指导下的方证、药证辨证的临床诊疗系统，使方证由感性的具体，通过科学的抽象，最后上升为思维的具体。正像李伯聪所总结的："辩证逻辑告诉我们，具体—抽象—具体，是带有普遍性的认识过程和认识规律。其中第一个具体是感性的具体，第二个具体是思维的具体，二者在形式上是相似的，在本质上则是不同的。人的认识从感性具体开始，进而达到理论性、抽象性的认识。由理论性、抽象性的认识继续前进，就会达到一个更高的认识阶段，即思维具体的阶段。"

方证辨证是诊治的最高形式，这一点我们一定要正视，没下苦功夫是难以驾驭它的。用"方证同条，比类相附"的方法研究《伤寒论》的唐代名医孙思邈也难以理解方证辨证的玄机所在。他说《伤寒论》"特有神功，寻思旨趣，莫测其致"。

中医的病因学说对中医辨证的消极影响

众所周知，表证是指外感病初期病邪作用于机体的浅表部位所引起的恶风、恶寒、发热、头痛、脉浮等症状和体征的证候。中医根据其脉症的不同，一般分为表热证与表寒证。临床上辨别表热、表寒的具体依据应当是"脉症"而不是"病因"。但温病学说过于强调了病因的作用，这一观点在医者的思维中产生了消极的影响，错误地认为传染性与感染性疾病就是温病，发热是温病的主症，温邪伤阴是疾病的主要病机。因此，在辨证上，传染性与感染性疾病在表是表热，在里是里热，在气是气热，入营是营热等概念成为定论。这样一来，无形中将"审症求因"的发病学中"病因"，变为了"原始病因"。在外因决定论的指导下，把病因这一引起机体致病的充分条件，转变成判断病证性质的必要条件。谬种流传，使病因学说在辨别表证中起了负面的作用。

中医的病因学说对中医辨证的消极影响值得我们重视。这方面陆广莘老师有专题研究。《伤寒论》的方证辨证和药证辨证就是以内因反应决定论为基础的诊治系统。事实上在《内经》中已揭示，中医的病因学说已从早期的"百病之生也，皆生于风寒暑湿燥火，以之化变也"的外因决定论，渐渐地转变为"血气不和，百病乃变化为生"的内因反应决定论。所谓病因，也仅仅是"因病始知病源之理"，就是后世倡导的"审证以求因"。它是以机体内部反应的性质逆推，是反应结果决定着对刺激因素性质寻找着具体的致病因素的判断。然而古往今来医者的内心，冥冥中总还在寻找着具体的致病因素，到了明清时期更是达到高峰。关于寒邪温邪之争，从皮毛入还是从口鼻入，新感还是伏邪，伏在什么地方，以及以季节主气命名等，都是过分强调了人与环境相互作用中的环境因素、气候因素、致病因素。中医学的现实生命力和理论价值不在于对环境因素、气候因素、致病因素的如何把握，而恰恰在于极端重视和紧紧抓住人与环境相互作用中健康和疾病互相转化过程中人的抗病系统的反应。

方证辨证的一点体悟

前面"审症求因"是方证辨证中的充分条件而不是必要条件中举了我自己的亲身经历，就是这个经历，使我走上经方研究的道路，使我成为中医师。

然而，此后高兴没有持续多久。后来遇见好多类似方证的患者，却时而有效，时而无效，这使我清醒地意识到辨证以方证为唯一的诊断要点是不够的。例如，一个男的"腺病质"乙肝患者，22岁，心下痞硬，呕吐恶心，大便溏薄，口疮，睡眠不安，小便黄，投用甘草泻心汤多剂而无效，我原先的手舞足蹈变成了手足无措。治疗失败，可当时又不能找到什么原因，真是惶惶不可终日。过了好多年，读了好多书，才慢慢地体悟到方证是一种外延更为广泛的"方证状态"，不仅仅是一系列有序的症候群，它还包涵着体质、西医的疾病谱等因素。依此思路辨证，上述这个乙肝患者可能是"柴胡桂枝干姜汤方证状态"。如果是一个"筋骨质"的胆石病患者，出现心下痞硬、呕吐恶心、大便溏薄、口疮、睡眠不安、小便黄等症候，可能就是"大柴胡汤方证状态"了；如果是一个"肌肉质"的糖尿病患者，出现心下痞硬、呕吐恶心、大便溏薄、口疮、睡眠不安、小便黄等症候，可能就是"葛根黄芩黄连加半夏汤方证状态"

了。所以，方证状态辨证的路子是很有希望的路，因为它有规矩可循，即使病情复杂多变，"神明变化出于规矩之外，而仍不离于规矩之中，所谓从心所欲不与感逾矩"。

方证辨证与《伤寒论》的"去《内经》化"

　　《伤寒论》所倡导的方证辨证是如此非凡，如此令人难以理解。如果秦汉以前的"前经方医学"不曾发展出这种素朴的辨证方法的话，我们难以想象它竟然可能存在。

　　方证辨证远远超过了我们的想象力和理性规划设计的能力。远古年代的中国人开始时好像瞎猫碰到死耗子一样，居然撞到了这样一种能诊治疾病的方法，并能够把它保留下来成长壮大，的确了不起。这些并非来自遗传，而是经由学习与模仿，形成传统并得以延续的。这些诊治规范中好多是一些"禁忌"的记录，它们从反面告诉人们哪些治疗方法是不该做的，实际上是对人的某些本能的限制。这也表明，这些治疗方法、规范，并非出自人类的本能。方证辨证应该是人类在长期与疾病斗争过程中，通过尝试、修正、仿效和总结，发现了唯有遵守这些规范，才能使大规模人群得以健康，才能减轻、消除疾病的痛苦。像这种诊治疾病的方法，使人们能够利用如此分散且根本无法全盘观测到的生命知识，形成某种超越人们想象力的疗效。当各种诊治方法根据这样的模式发展起来后，人们便不需要凡事都像原始人一样去寻求共识，因为八方分散的各种知识和技能，现在都能自然地通过某种神秘的机制为各式各样的疾病提供有效的服务。先前人们也并不知道它比较有效，不知道这种诊治方式会使自己得到成功的扩展。然而经过悠久历史的淘汰和抉择，终于使我们的祖先幸运地演化出这样一种结构的诊治方法，并有效地传播开来。《神农本草经》《伊尹汤液经》就是依赖于一些逐渐演化出来的诊治经验所积累、所形成的，他们是记录下这种演化过程的仅存硕果。假如没有这个漫长的碰撞、尝试、修正、仿效的历史过程，没有《神农本草经》《伊尹汤液经》的总结和记载，张仲景也是巧妇难为无米之炊。当然，张仲景是前经方医学的总结者和提升者，他怀着一股十分强烈的悲愿，通过大量的临床观察，对历代经方进行加减变化，对配伍格局进行调整，经过长期的研究，广泛的调查和实践的累积而撰写完成《伤寒杂病论》。但一如《伤寒杂病论》这一书名所巧妙隐含的，此书的主旨在于为中医临床指出一条诊治所有疾病的道路。

吉益东洞提出方证相对应的"方证主义"是对《伤寒论》的一次革命性的释义。这个崭新的思路，就像雷鸣暴雨前的闪电，瞬间击中了《伤寒论》的要义。他发现了方证相对应这个密码，迎来了日本汉方医学的黎明。他的历史性的贡献就在于他找到了中国传统医学思路之外的一条岔路。传统医学思路是把理论凌驾于经验之上而与经验形成某种对抗关系，可是《伤寒论》却是经验与理论不分你我而合二为一。它消解了经验与理论的对立，使经验与理论相互隐含，既没有纯粹经验的东西，也没有纯粹理论的东西。吉益东洞的学术思想有一个显著的特点，是将重心放在明确把握处方的适应证上，也正是基于此，才导致了他在诊疗过程中对具体病因和其他一些思辨性、理念性东西的强烈否定。这种方法非常符合日本人轻理论、重实际的民族性格特征，所以渐渐地风生水起，被日本民族传统医学所接受，形成在日本汉方医学中占主流地位的古方派。日本的现代学者也曾将吉益东洞为代表的古方派的出现，称为"日本的文艺复兴"，也有人批评这是向经验医学的倒退。但何以这种倒退却使吉益东洞等古方派临床的疗效不错呢？山本严先生称："这并不意味着医学的倒退，实质是医学的自然科学化。"

《伤寒论》的经方学派 2000 年来一直没有占据中医界的主流地位。方证相对应在古代中国是一种自发选择的结果，它是经方医学的一种诊治规范，但它在中国被宋元以来的主流医学对《伤寒论》进行了《内经》式的改写或补写，出现了一大批像张景岳、叶天士、王孟英这样的善于变通运用经方的医经派的大师，同时也造就了《内经》派伤寒学的成长与成熟。对经方医学来讲，这一过程是《伤寒论》"被《内经》化"的历史过程。真正的方证辨证的经方医学，至今竟成了《桃花源记》所说的"后遂无问津者"。

吉益东洞是有许多不足的地方，譬如摒弃《内经》的阴阳学说。阴阳学说是当时那个时代的哲学思考，任何学科都离不开它，《伤寒论》也不例外。在缺乏顶层、整体、系统设想和设计的情况下，方证辨证可能会失去了总体导航的信息，陷入孤军作战的困境。虽然方证存在本身即是意义，但方证存在仍需要交待、需要表达，这就是现代经方医学不可不理论的原因，也是不可被医经医学代表着理论的原因。然而这些缺陷比起他的贡献来就只能居第二位了。可以说，如果没有他倡导的方证主义，没有他的"去《内经》化"的主张，现代经方医学仍然还在黑暗中徘徊。方证主义虽然是一个深刻又片面的口号，但它的深刻性却给方证辨证注入了活的灵魂，使方证辨证扩大了社会影响，开始在临床上得到广泛应用。对于经方医学来说，这是一个矫枉过正的"去《内经》化"的过程。对汉方医学古方派来说，如果没有这样一个矫枉过正的举措，就无法挣脱

"被《内经》化"的状态，就无法恢复以《伤寒论》为主体的诊治体系。吉益东洞的弟子传人为了纠正方证主义极端化的弊病，就加入了气血水学说，这样就有效地防止了辨证论治的"碎片化"和"无序化"。后来还出现了内藤希哲等要求回归《内经》的呼声。就在这期间，中神琴溪、中西深斋等古方派提倡别开生面地对《内经》理论兼容并蓄的医学主张。一直到汤本求真、大家敬节、矢数道明等人，都一直抱着这样的主张，这是一个否定之否定的过程。

从历史唯物主义的观点来看，《伤寒论》"去《内经》化"的呼声率先在日本发出一点也不奇怪。20世纪，随着西方工业化的浪潮，形而上学与机械唯物论哲学思潮预先在日本登陆，代替了几千年的自发的辩证法思想，所以才有可能出现吉益东洞方证主义——"去《内经》化"的呼声，由这些异国他乡的医学家动手矫枉过正地割断了《伤寒论》和《内经》的脐带。形而上学与机械唯物论虽然也有许许多多致命的缺点，但它在人类认识论的前行道路上是始终绕不过的一个阶段。

卡尔·马克思研究过这种类似现象。他提出一种"从后思索"的思想方法——"猴体解剖对人体解剖是一把钥匙"，因为从"低等动物身上表露的高等动物的征兆，只有在高等动物本身已被认识之后才能理解"。马克思的"从后思索"的思想方法帮我们破解了为什么"去《内经》化"的呼声是由日本汉方家提出，而不是我们中国。

吉益东洞把中医理论理解为一种抽象存在无疑是正确的。但他把病证与方药的机理本身也理解为一种不可视见和不可感觉的某种"玄之又玄"的东西，显然有些失之偏颇。因为，至少某些具体诊治规矩是可视和可感知得到的。

通过日本汉方医学的桥梁进入《伤寒论》大门后，一定要反复诵读《伤寒论》原文，在诵读《伤寒论》原文的过程中所获得的那种思想上、医学上深呼吸的感觉是别人所不能代替的。《伤寒论》的阐释意味着对话、给予、沟通、付出，意味着人同此心、心同此理的文明生成。但中国历代医家大都以《内经》的理论来阐释《伤寒论》。正如陆渊雷《伤寒论今释》叙例中所说的："金元后医家困守《内经》，莫能自拔，单词只义，奉为金科，驰骛空言，不言实效。"所以读这些《伤寒论》阐释本，反而会使你越读越糊涂，会出现仁者见仁、智者见智，可谓"一人一仲景，一本一《伤寒》"的现象，即使是大冢敬节的《伤寒论解说》也未能免俗。

《伤寒论》是有限的，不是一种可以被任意规定的东西，尤其不是一种可以按图索骥的百科全书。不要把"勤求古训，博采群方"的张仲景，奉为摩西般的先知。而是需要我们站在今天的角度对《伤寒论》做重新的挖掘和理解，也就是说，需要经方研究者本人在《伤寒论》与现代中医之间建造一个新的空间、新的叙述，而不是将《伤寒论》原封不动地放在那里。譬如吉益东洞从《伤寒论》中淘洗出"方证主义"，开日本古方派的一代风气；汤本求真尊奉《伤寒论》，并不意味着他紧跟在《伤寒论》后面亦步亦趋，许多鲜活的心得是他自己的研究成果；森道伯从仲景学说中领悟出治疗体质学，融会贯通与独立思考是他的特点。总之，日本汉方家们都能大量地融入新知，后来大踏步行走在日本汉方医学道路上的是他们自己的血肉身躯和脚步，而不是张仲景的影子。

由于《伤寒论》文本结构上存在一些遗憾，所以初学者在阅读《伤寒论》的时候，时时感到原文中词语之间、句子之间和篇章结构上的许多空白和裂缝，阅读时会产生片断感与残缺感，再加上时空上的距离，使解读《伤寒论》原文感到非常困难。但是你只要抓住了几个关键的问题，你就会慢慢地领会仲景的医学意图。首先要抓住六经辨证与传变，接着要抓住方证相对应的辨证特点，还要抓住方剂的归类与相互的联系。这些问题的确是抽象地存在，但是我们都知道，与其他动物不一样，人具有把不能直接看见或感知的事物呈现在自己脑海里的这种能力。这几个问题抓住了，再读《伤寒论》就不会太难了。

　　《伤寒论》是写在字面上用来给人们阅读的，是一些句子、语词和它们之间的衔接、过渡、变化与行进。它和现实的临床脉症与体质诊治有很多不一样的地方。整体性一般伴随着模糊性，因为纯粹性、明晰性和确定性是要以完整性为代价的。这是一个悖论，是张仲景撰写《伤寒论》时面临的一个两难选择。《伤寒论》为了总体把握疾病的一般规律，就不去管一些不可捉摸的、比较琐碎的东西了，所以条文排序结构所衍生的一种模糊性、暧昧性、晦涩性和歧义性就在所难免，更何况历代医家都提到要重视仲景《伤寒论》条文中省略的那一部分"无字"的内容。由于中国古代文化的无言意味，仅仅依赖语言文字，恐怕很难读明白。《伤寒论》条文中的"无字"，既是境界，又是我们学习的障碍。陈伯坛有几句话说得很中肯："对仲景原文的阐释，不管条文错简与否，字句是否通达，不纠缠各派之纷争而以临床实践出发。仲景学说是既教人从没字句之空白处寻出字句来，还向病人身上寻出有字句之书，简直是仲景全集已藏入病人十二经中矣。失病人便是失仲景。"日本汉方家在这方面没有少花力气，对于他们的研究成果我们不应该视而不见，可以通过这一条路径，更深层次地挖掘出《伤寒论》中的潜藏的奥秘。

　　《伤寒论》那些不言自明的方证，其中决定性的力量，并不是来自不言自明的条文，而是来自"我认为"。"我认为"不是自以为是的自我言说，而是要经过打磨和历练才能在尝试中寻找到自己的声音。临床实践告诉我，每当我们用仲景的方证辨证治好一个病案时，我们就对《伤寒论》有了多一层理解；与此同时，"我认为"也会相应地提高一点点。就像黑格尔讲的那个往水里扔石子的小男孩一样，从小石子激起了一圈圈的涟漪里，感到了自己力量在延伸，眼睛的视力也在增强，心灵的感受力也在萌生，体内的活力、弹性和韵律也在悄悄地生长。也就是说，扔石子这么一个动作，其结果不仅是看得见的一个水圈，而且还有小男孩从中创造出来的新的自我。这个内在的收获虽然肉眼看不见，但却是实实在可以感觉到的。只要医者注意到病人各自诊治前后的病情变化，并对其中的细微差异引起高度重视，医者原本的眼光趣味、观察力和敏感性就会得到相应的提高。这一点，我们在自己的临床实践中，在每一个无名无声但知冷知热的普通病人身上，都会得到反复的验证。临床实践则是对《伤寒论》理解的过程，是实行中的张仲景意志，临床实践永远是理论和学问的老祖宗。

读刘渡舟治疗"产后下利崔氏案"所引发的思考

刘渡舟的学术成就谁也不会否定，但他一生也走了一条极不平坦的路。从"气化"大半生到晚年的"抓主证"，不知浪费了多少的光阴。大家可以从他治疗"产后下利崔氏案"中，看到他临床思维的断裂。

刘渡舟治疗崔氏案： 崔氏因产后患腹泻，误以为脾虚，屡进温补，未能奏效。视其舌质红绛，苔薄黄，切其脉沉而略滑。初诊以其下利而又口渴，误作厥阴湿热下利，投白头翁汤不甚效。至第三诊时，声称咳嗽、少寐而下肢浮肿，小便不利，大便每日三四次，口渴欲饮水。思之良久，乃恍然大悟，此证非虚非湿，乃猪苓汤（咳、呕、心烦、渴）之证。遂疏猪苓汤5剂。腹泻止，小便畅利，诸症悉蠲。

在按语中，刘渡舟认为此案"病属阴虚水热互结旁渗于肠而见下利，故用育阴清热利水之猪苓汤，果然疗效非凡"。

本案忠实记录了刘渡舟临证过程中临床思维的前后矛盾。开始时他从理法辨证入手，误作厥阴湿热下利，投白头翁汤不甚效；思之良久乃恍然大悟，于是改变了临床思维，运用方证辨证的方法，从咳、呕、心烦、渴等主症的辨认中，对照《伤寒论》第319条："少阴病，下利六七日，咳而呕渴、心烦不得眠者，猪苓汤主之。"抓住了相应的方剂猪苓汤，果然疗效非凡。令人费解的是，他事后总结此案时，又返回到原点。他在按语中说："本案下利为少阴阴虚，水热互结所致，病属阴虚水热互结旁渗于肠而见下利，故用育阴清热利水之猪苓汤。"后来，他有所进步，在1981年10月北京举办的中日《伤寒论》学说讨论会上做《使用经方的关键在于抓住主证》的学术报告中也以此案为例说："初诊以其下利兼见口渴，作厥阴下利治之，投白头翁汤，服后不见效。一日又来诊治，自述睡眠不佳，咳嗽而下肢浮肿，问其小便如何？则称尿黄而不利。聆听之后思之良久，恍然而悟，此乃猪苓汤证。《伤寒论》第319条不云乎：'少阴病，下利六七日，咳而呕渴、心烦不得眠者，猪苓汤主之。'验之此证，小便不利，大便下利，肢肿而少寐，与猪苓汤主证极为合拍。遂用：猪苓10g，茯苓10g，泽泻10g，滑石10g，阿胶10g（烊化）。此方连服5剂而小便畅通，随之腹泻止，诸症悉蠲。由上述治案来看，不抓主证则治疗无功，若抓住了主证则效如桴鼓。然抓主证亦非易易，往往几经波折，走了许多弯路以后，才抓住了主证……我认为抓住主证，治好了病，也就发展了《伤寒论》的治疗范围，扩大了经方使用，使人增长才智，把辨证推向新的飞跃。为此，'抓住主证'，使用经方的意义也就在于此了。"

在这里他认为抓主证，仅仅是"扩大了经方使用，使人增长才智，把辨证推向新的飞跃""'抓住主证'，使用经方的意义也就在于此了"。他明明知道"抓主证"和"理法辨证"是两条不同的临床思维模式，但最后还是不能正视他的临床思维的断裂，轻轻放过，不了了之。

从《伤寒论》的"方证辨证"，到传统的"理法辨证"，到刘渡舟的"抓主证"，到黄煌倡导的"方证辨证"，这是一个历史的回归。

观念就是疗效

我的切肤经验是，学中医的人最重要的不是读什么，而是不读什么，因为什么都读，最后只能是疗效平平，除非你是天才。所以教中医的人指导思想非常重要。黄煌教授说得好："观念就是疗效"。

抓主症腹诊很重要

先讲一个我在 20 世纪 70 年代的一个成功案例。

当时，我在温州市郊滨临瓯江的一个小镇当一名小学民办教师。因为业余时间替小镇及周围村里的人治病、针灸，所以在当地颇有一点名气。一天（1975 年 7 月 4 日）下午，状二大队卫生医疗室的一个女医生带她父亲来看病，她父亲的名字叫泮德法，当时 51 岁，是一个很聪明很能干的农民，在生产队当队长。他患的病是右肩痛，因为其家境在当地还算富裕，所以发病后一直在积极地医治，大医院的骨伤科和民间的郎中都一致诊为肩周炎，民间叫这病为"五十肩"。中医辨证是痹证，一般认为是痰瘀湿热凝滞经络。患病 1 年来膏丹丸散、按摩针灸、刺血拔罐都一一试过，不但无效，反添更多的病痛，劳动力几乎丧失，近几个月只能为队里放牛。当时的症状是：右肩疼痛，活动不利，不能抬手，不能负重，夜间痛得不能安睡。仔细诊查发现，右臂肌肉萎缩，对疼痛异常敏感。伴有头重、口苦、纳呆、尿黄、便秘、脉涩、舌暗红、苔黄黏等痰瘀湿热凝滞证候。翻阅历次诊疗记录，从诊断到方药均合中医理法，然而医治无效，大家都认为是疑难病症。

当时我就面临怎样抓主症的问题。我要患者平卧，通过腹诊发现心下压痛，发现左小腹急结压痛，重压之疼痛向左腹股沟发散。这样就知道了是小陷胸汤证合桃核承气汤证。这两个汤的功效，一为清痰热，一为祛瘀血，也符合理法辨证。于是就投此二方的合剂。

3 剂后，病人满面笑容来复诊，说服药后排出很多瘀浊秽臭的大便。他说为了看清排泄物的性质，他特地跑到清水坑上大便，他看到排出的都是大片地浮悬在水面上，排便以后一身轻松，手举高了许多，虽然手臂还痛，活动也还不利，但他看到治愈的希望。复诊时，腹证变轻了，我把原方分量减半再服 5 剂，腹证消失了。后以针灸、中药治疗一个月而痊愈。

在对泮德法的诊治过程中，他对我讲了许多话，有些话对我有很深的感触，所以事隔 30 多年了，一想到他，当时的情景就历历在目。他说他一辈子没有大病，这次算是大病一场了。开始看西医，查来查去查不出什么东西来，医生说是肩周炎，一年半载好不了，所以对西医就失望了。后来看中医，医生认为是气血阻滞，他认为很有道理，但服了几百剂中药，刺了针、放了血、拔了罐，病痛反而越来越重，渐渐地也失望了。但服了你开的中药，效果就完全不一样，现在又很相信中医了。他说打第一天开始就感到病会有治愈的希望，因为我给他腹诊时有一段争论，他说自己的病就在右肩，不要平卧检查腹部。我告诉他，中医自古以来就施行腹诊，对慢性病来说，腹诊比脉诊更重要，腹诊比较客观，又容易掌握，他听了以后才配合腹诊。腹诊时当我在他心下及左少腹发现指标时，他当时就大声呼叫起来了。他说他的病有希望了。我问他为什么这样说。他说看了一年多的病，没有一个医生发现他腹部有两个地方有压痛，而今天被你发现了，所以一定会有治愈的可能了。

当他病将痊愈时，有一次问我，为什么其他中医不学腹诊？他非常兴奋地告诉我，他想动员家中的子女学中医，问我带不带徒弟。我告诉他，我自己还在摸索中，有什么资格带学生。他鼓励我说，你会成功的。5 年后，我已经在市内医院工作。一个星期天下乡，当我从桥上经过时，听见有人喊我。仔细一看，原来是泮德法在河上的一只小船上叫我，他把右肩高高举起，有力地晃来晃去向我致意。

　　中国在方证辨证中运用腹诊法极为重要。腹诊一法肇始于《内经》《难经》，并在《伤寒论》中得到长足的发展。日本医家汤本求真高度评价腹诊法，云："腹者，生之本也，故百病以此为根，是以诊病必须候腹。"（汤本求真 . 皇汉医学 . 北京：人民卫生出版社，1956.）大冢敬节、矢数道明、桑大崇秀、寺师睦崇等对此均有论述。此患者心窝部之剑突下有压痛，心下部有痞塞感这是小陷胸汤证的腹证；少腹压之结节疼痛并延及左腹股沟，这是典型的桃核承气汤腹证，可见日本汉方家吉益东洞所教诲的"腹证不详，不可处方"，的确为得道之言。

小议方证对应

　　"方证对应"就是病人之证与方药之证互相契合。"病人之证"是疾病临床存在的本体表现，是用经方医学规则与尺度加以归纳总结而得到的诊断；"方药之证"是方药在病人体内发生效能所治疗的病证，它们合二为一，就像一个钱币的正反两面。它们所列举的症状、体征、脉象、舌象、腹证是一致的。临床为了明确诊治的结果，用方剂的名称作为病证的名称也是顺理成章的。方证现象极为珍贵，经得起临床千万次的反复，是经方医学存在的基石。如慢性胃炎的临床表现是：胃胀、嗳气、胸闷以及口水多，这些症状与香苏饮证非常吻合，所以疗效明显。

方证对应是最贴近病证的辨证方法

不管是经方医师还是时方医师，虽然学说体系不同，但他们都能治好疾病，其根本原因就在于他们都自觉不自觉地运用着方证辨证。也就是说，虽然经方医师与时方医师辨证的方法不同，但只要能够治好病，那么他们在选方用药上都可能会异途同归。

临床家重方药的思想是通贯于古今的。隋代《四海类聚方》，晋代的《肘后备急方》，唐代的《备急千金要方》《千金翼方》，宋代的《太平惠民和剂局方》，明代《普济方》《众妙仙方》，清代的《验方新编》，日本吉益东洞的《类聚方》《方机》《方极》等均以"方"命其书名，即可见一斑。温病大家王孟英勤于著述，而他的诸多医籍也大都以方命名，如《圣济方选》《潜斋简易方》《四科简易方》，还有《内外十三科验方五千种》等，也可窥其医术之端倪。

李东垣在临床上虽然采用五行学说和脏腑学说作为辨证的手段，但在具体诊治时，其实还是紧扣方证、药证。譬如，他在《脾胃论》中谈到五苓散的使用时就说："治烦渴饮水过多，或水入即吐，心中憺憺淡，停湿在内，小便不利。"在谈到芍药甘草汤时则说："腹中痛者，加甘草、白芍药。"仲万春先生引经据典："陈修园在《长沙方歌诀》中更是直截了当地指出，掌握《伤寒论》中的方剂是学习应用经方乃至中医临床的入手功夫：'大抵入手功夫，即以伊圣之方为据，有此病，必用此方……'论桂枝证、麻黄证、柴胡证、承气证等以方名证，明明提出大眼目。"陈修园先生的意思再明白不过了，方证辨证、方证相对应的经方理念已经呼之欲出了。

我们可以把病证比作一个圆心，方证是最贴近这个圆心的一层，其他的辨证理论都在方证的外层，六经辨证紧紧地靠近方证，比较、鉴别、验证与指导着方证辨证；其他的辨证方法，理论越复杂，离圆心愈远，要达到紧扣方证、治愈疾病的目的就要走更长的路。

譬如同是小陷胸汤的临床运用，经方医师以《伤寒论》"小结胸病，正在心下，按之则痛，脉浮滑者，小陷胸汤主之"的条文为依据，只要脉症、腹证相对应就使用此方。温病学家也是一样，叶天士在《外感温热篇》中虽然称小陷胸汤的方法是"苦辛开泄"法，认为是邪入气分，痰热互结等，但是临床时，他还是强调辨证"必验之于舌"；王孟英则明确提出要以腹诊确认可否使用小陷胸汤。他说："必察胸脘，如按之痛或拒按，舌红，苔黄厚腻，脉滑数者，必先开泄，即可用小陷胸汤。"由此可见，《伤寒论》详于脉象与腹证而略于舌象，温病学家在选方用药上也是方证相对应，他们只是对仲景的方证做了一些重要的补充罢了。

漫谈腹证

腹证在《伤寒论》中比比皆是，它是方证辨证中一个重要指征。腹诊比较客观，又容易掌握，在方证辨证中运用腹诊法极为重要。奇怪的是，这样好的诊断方法，国内中医在临床上很少应用。古代中国的医籍中就我的视线所及，还没有发现有一幅腹证图，这是为什么？

中国古代的儒家道统"重政务、轻自然、斥技艺"，对从事科技的人只能列为"方技"之列。古代名医多以"儒医"而自诩，所以内心都自觉地尊奉儒家道统。儒家道统认为，医学虽然是小道，也应该以阴阳为纲去穷究天人之秘，把握疾病的本质。任何科学发明和技术创新，都是君子所不为的"器"。儒家公开宣扬"君子不器""君子动口不动手""巫医乐师百工之流，君子不齿"之类说教，把人框定在一个既定的意志、方向、道路上面，息灭了读书人科学实验的欲望，使其与真理的发现者、真知的发明者无缘。再加上在焚书坑儒的历史火光背后，历代读书人精神上的折服和屈从，只知跪拜在"天地君亲师牌位"的面前而丧失了自由的灵魂。这就是古代中国没有发现一幅腹证图的根本原因。

我国古代自《尚书·泰誓》提出"奇技淫巧"这一观念后，作为人类智慧最强大力量的自然科学的发展就不能不受其影响。在它的柔性束缚之下，读书人对自然界规律性、范式性探索的热情被扼杀了，其萎缩的思维能力和萎缩的学术眼光使得人们丧失任何对于事情的新鲜反应，变得因循守旧，墨守成规。其实，我们丧失最为严重的，是真正具有创造性价值的思维工具、思维方法、思维逻辑、思维理论和一种起码的思维判断力。众所周知，《伤寒论》就是一部只是诊察脉症而很少谈论病因、病理、病机的医著，书中也只有方剂而很少讨论方剂中药物的性味与归经。在中国古代这样的精神生态下，千百年来落得个明褒实贬的结局并不意外，腹证图的阙如也就在情理之中了。

日本汉方家吉益东洞倡导《伤寒论》中"方可取，论不可取"的观点，使得日本汉方界"重方轻论"蔚然成风。也就是说，一反儒家道统"重道轻器"而主张"重器轻道"。所以日本汉方界普遍重视方证、腹证等可操作性指标的研究，大家都认为腹证就是和方剂相适应的特殊证型，后来就出现了《腹诊奇览》中的腹证图。有了腹证图，加强了视觉记忆，每一个腹证的特点就更加容易把握。《汉方一贯堂医学》中的"防风通圣散腹证"曰："防风通圣散不是张仲景的方，原来是治疗外感热病的表里双解剂，日本近代汉方家森道伯开拓了它的治疗新领域，认定它是改善'脏毒证体质'的最佳方剂。"一些复杂的慢性病只要符合"防风通圣散腹证"，再加上强壮的体格，大便秘结的倾向，投此方就有较好的疗效。此方的腹证很有特点，腹诊时腹部充实有力，以脐为中心的鼓胀结实。

腹证图很形象地表现出腹脐部充实、鼓胀、结实的病状形态，肚脐周围画有从小到大的圆圈，它们以肚脐为圆心，由近到远，由密到疏，有序地排列。腹证图例文字描写给人留下的印象更为深刻，其视觉的冲击力也不可同日而语。

日本近代汉方家森道伯把人的体质分为三大证，即淤血证体质、脏毒证体质、解毒证体质，这样医师就可以通过望诊，在病人踏进诊室的一瞬间即做出大致的诊断。学习他的学说也可以比较准确地把握体质和疾病的因果关系。森道伯体质三大证中的脏毒证体质的人，体格健壮，中青年时比较健康，进入老年死亡率较高，因为他们容易患上高血压病、冠心病、糖尿病、肾萎缩等病。日本经方派腹诊比《难经》派腹诊发轫期晚，一般在江户初期，逐渐地融入临床，后藤艮山、山胁东洋、香川修庵、吉益东洞、村井琴山、濑丘长圭、稻叶克文礼和久田寅叔虎等人在这方面都做出了贡献。

防风通圣散腹证，在临床上应用非常广泛，特别对于高脂血症、高血压的病人，如果具备防风通圣散腹证，使用防风通圣散的胶囊长期吞服也是非常有效的。可令人不解的是，防风通圣散胶囊用药说明书上，恰恰写着高血压病人禁忌使用！

冯世纶先生对腹诊的理解如下："腹证来源于《伤寒论》，是临床诊治中的一个重要的环节，日本人还有韩国人也做了一些研究，然而他们提出了'腹治'这个概念，还成立了'腹治学会'。他们通过腹诊，获得腹证后治疗疾病。譬如大黄附子细辛汤，它的腹证是怎么样的，它的治疗就是怎么样的。这样的说法太强调了腹证。其实《伤寒论》的方证对应有好多种的，不能完全靠腹诊，应该是综合考虑。《伤寒论》中的腹证有好多，也非常重要。什么叫'胃家实'啊？'胃家实'里面有很多的方证。大承气汤，它必须有腹证；栀子豉汤证也叫'胃家实'，但是它'虚烦不得眠'，它的'虚'是相对于大承气汤证而言的，栀子豉汤就没有腹证。大柴胡汤证的'心下急'也是腹证，你不按腹部怎么会知道啊？'心下急'一方面是病人的自我感觉，另一方面是你按下去，病人拒按，这就是腹证。"

怎样辨是三阳病或三阴病

　　三阳病或是三阴病的临床标志，第一是精神状态，第二是脉象。依据临床上是否具备少阴病的提纲证来区别患者是三阴病还是三阳病，也就是运用望、闻、问、切来鉴别患者是否存在"脉微细，但欲寐"的脉症，有存在的就是三阴病，没有的就是三阳病。

　　《伤寒论》名义上的六经，实质上只有四种病，即三阳病与少阴病。少阴病就代表三阴病，所以只要确定是否存在"脉微细，但欲寐"的脉症就可以判断出是三阴病还是三阳病了。

　　《伤寒论》中有合病之证者，不称合病；称合病者，却没有合病之证。合病之说不足为据。

　　第一个病人"发热恶寒，自汗出，头微痛，头项酸而硬，脉浮数，舌苔白，腹部肌肉挛急"。我先辨为三阳病，再根据提纲证辨为太阳病，然后根据太阳中风证辨为太阳病桂枝汤证，最后根据第14条条文辨为桂枝加葛根汤证。这个辨证次序，只要读过《伤寒论今释》的人都会知道，并不难。外感发热病人，桂枝汤证一般都是脉浮数，有临床经验的中医师也都知道。但是一些被风寒、风热的病机概念搞昏了头的人却往往不知道，所以必须回归《伤寒论》这一经典。把风热表证的脉象定为浮数，把风寒表证的脉象定为浮缓，与浮数来进行鉴别诊断，这在逻辑学上是概念区界越位。作为鉴别诊断一定要针对同一个概念进行比较，而这里的浮紧、浮缓与浮数是不同的概念范畴，前者指寸口脉的紧张度，后者指寸口脉的速度。

所以这种不对等比较也就无法比较，失去了鉴别的价值，这是一。其二是，临床上很多的表寒证大多体温升高，不言而喻，其脉搏加速变快，就是脉数，所以麻黄汤证常呈浮数紧脉象，桂枝汤证常呈浮数弱脉象。其实有关这一脉症情况，《伤寒论》中也有记载，如《伤寒论》第52条云："脉浮而数者，可发汗，宜麻黄汤。"脉象浮数而应用辛温发汗之剂，注家大多不得其解。有的认为脉浮数当为脉浮紧之变文，如柯韵伯说："数者，急也，即紧也。"有的认为此条用麻黄汤是略脉从证，如《医宗金鉴》云："伤寒脉浮紧者，麻黄汤诚为主剂矣。今脉浮数，似不在发汗之列。"由于中医教材没有摆脱历代注家的巢窠，又没有结合临床实践，所以犯错。因此，误导的结果是医者常把表寒证误诊为表热证，造成从医者不会使用辛温剂的现状。

第二个病人"头上热，手足冷，似昏睡，却轻呼即醒，大汗如雨，舌色淡白，脉微细，自诉心跳，按之觉心下痞硬"。根据"似昏睡，而轻呼即醒，脉微细"，首先辨为三阴病即少阴病，再根据"手足冷，大汗如雨，舌色淡白"辨为四逆汤证。吉益东洞《方极》所记载的："四逆加人参汤，治四逆汤证而心下痞硬者。"剩下的"头上热"一症倒使人颇费思量，这个症状应该是个常见的症状，但是《伤寒论》中好像没有出现。这就需要进行症状的联想与替代，就是通过合理的联想，找到仲景著作中一个类似的症状去替代它。由于作者已经给出了茯苓四逆汤证的答案，所以我就联想到"烦躁"一症，不然的话，我可能会首先联想到"面热""面色赤"等症状，还要更费一些周折。

合并病治疗次序有先后

中国古代医家对合并病治疗次序的先后都十分重视。譬如宋代许叔微在《伤寒发微论·卷上》中专门有一节论述这个问题，这一节的题目就是"论治伤寒须根据次第"，文章一开始就说："仲景论中虽云不避晨夜即宜便治，医者亦须顾其表里，待其时日。若不循次第，虽临时得安，损亏五脏，以促寿期，何足尚也。"许叔微还举了一个生动的案例从反面说明这个问题。医案如下：昔范云为梁武帝属官，得时疫热疾。召徐文伯诊视。是时武帝有九锡之命，期在旦夕，云欲预盛礼，谓文伯曰：可便得愈乎？文伯曰：便瘥甚易，政恐二年外不复起尔。云曰：朝闻道夕死可矣。况二年乎！文伯于是先以火地，布桃柏叶，布席，置云其上。顷刻汗出，以温粉之。翌日遂愈。云甚喜。文伯曰：不足喜。后二年果卒。夫取汗先期，尚促寿限，况罔顾表里，不待时日，便欲速愈者耶。今病家不耐病，才病三四日，昼夜督汗。医者随情顺意，鲜不致毙。故予感此，而以为龟鉴也。

合病与并病

《伤寒论》中论述合病、并病的条文共有 30 余条，其中有 12 条冠有合病、并病的名称，还有 20 几条虽论述合病、并病，却未有合病、并病之名。经方医学急需加强对合病、并病、直中、两感等疾病概念的规律性研究。当临床上几个方证先后或者同时出现的时候，就要考虑如何处理的问题：是合方还是选择其中某一个方。这个问题在医经医学里就是治法的标本缓急，而在经方医学中还研究得不够也不多。

方证辨证是一种类比性的思维活动。类比性的思维活动不同于因果性思维活动，它只求知其然，而不求所以然。方证的"证"由两个方面组成，即病人之证与方药之证，所以符合野性思维两元对立的逻辑。他们通过知觉与想象的平面而捕捉到一种抗病方法，这种方法能够帮助人类发现有助于人体本能排异、调节与补充功能的方药。

经方医学不仅是一种诊治方法、医疗方式，而且是一种自由的思维方式。经方医师诊治的关键在于把单一的症状置身于"一组关系"和一种诊治体系之中。在收集起来的各种症状里存在着一种组合，可以提取出来，作为"一组关系"来整体处理。如果要把症状变得可以领会，就得把它放在其他症状当中，把它与其他症状加以比较和对照。它们同与不同、之间有无联系，只有这样才能让我们真正理解症状。《伤寒论》中说方证，就像电影的一个个胶片一样，是将仅有一点变化的每一张静止的胶片，一个挨着一个有序地排列起来，如果把它们放到放映机中，就映出了有联系的一过性情节。经方医师的诊治任务就是判断病人的疾病表现处于电影哪一格镜头的画面上，就是根据疾病发展有序排列的方证中判断出是哪一个方证，然后加以相应的治疗。

日本汉方家藤平健先生是一位优秀的临床家，也是一位经方理论家，读他的文章，你会发现他对《伤寒论》的研究有披沙拣金、抽丝剥茧般的认真和细致。张丰先生曾郑重其事地说："最近我连续读了几篇他有关《伤寒论》'合、并病'的论文，发现他对仲景'合、并病'的理论做了很多发挥性的研究，打破了历代《伤寒论》读者对原文中'合病''并病'严格区分的说法。他认为阳证和阴证并存也可以称之为'合病'与'并病'，他的这种观点值得我们参考。"在《伤寒论》中，论及"合病"只有7条条文，全部出现在三阳病之中，太阳阳明合病3条，太阳少阳合病1条，少阳阳明合病1条，三阳合病2条。论中三阳病和三阴病之间没有"合病"条文，所以历代医家一般都认为三阳病和三阴病之间没有"合病"。但是也有不同的声音，认为三阳病和三阴病之间亦可见合病。譬如《医宗金鉴·伤寒心法要诀·辨合病并病脉证并治》中认为："如太阳病脉反沉，少阴病反发热，是少阴太阳合病也。"

外感热病凡一经之证未罢，又见他经病证者，此时两经症状同时存在，但有先后之序，称之为"并病"，通常也指在三阳病的范围内。在《伤寒论》中，论及"并病"只有5条条文，全部出现在三阳病之中，太阳阳明的"二阳并病"2条；太阳少阳并病3条，而这3条之中有2条是针刺治疗，另一条有论无方。

　　《伤寒论》中合病有三阳合病和二阳合病两大类。一般太阳少阳合病治少阳，如第172条的黄芩汤证；太阳阳明合病治太阳，如第32条的葛根汤证；阳明少阳合病治阳明，如第256条的大承气汤证。三阳合病，少阳证多治少阳，阳明证多治阳明，但是三阳合病时均禁忌汗、下，即使阳明病多，亦不用承气而用白虎。这些治则治法正如日本汉方家山田氏所说的那样："合病则独解其一经。"

　　合病像是一个庞杂的体系，必须对内在结构与层次了如指掌，要深入下去，弄懂其中的究竟。

　　《伤寒论》第221条云："阳明病，脉浮而紧，咽燥，口苦，腹满而喘，发热汗出，不恶寒反恶热，身重。若发汗则躁，心愦愦，反谵语；若加温针，必怵惕烦躁不得眠；若下之，则胃中空虚，客气动膈，心中懊恼，舌上苔者，栀子豉汤主之。"

　　这条条文中太阳、阳明、少阳的症状都有，所以是三阳合病，治疗的主方是栀子豉汤。《伤寒论》中有的"合病"，虽然条文中没有"合病"二字，但是实质上属于"合病"，有的比较明显，有的则比较隐蔽。如第221条是一个三阳合病，但条文却以"阳明病"作为开头。根据大冢敬节的意见，栀子豉汤是这条三阳合病经误下后出现"胃中空虚，客气动膈，心中懊恼，舌上苔"时的证治。原先的三阳合病："脉浮而紧，咽燥，口苦，腹满而喘，发热汗出，不恶寒反恶热，身重"应该参考第219条，给予白虎汤为好。如果使用发汗，"则躁，心愦愦，反谵语"。对于这种病证应该如何处置呢？仲景没有列举方药，大冢敬节的意见，宜予调胃承气汤。如果用温针发汗，其患者"必怵惕烦躁不得眠"，对于这种病证又应该如何处置呢？仲景也没有列举方药，大冢敬节的意见，宜予桂枝甘草龙骨牡蛎汤。

《伤寒论》中"合病""并病"的确存在名实不符的现象，然而其中的缘由不是几句话就能够讲清楚的。山田氏从病情的缓急与治法的不同来探讨"合病"与"并病"，也是一个研究的角度。他认为："并病者邪势缓，而合病则邪势急。"

山田氏对合病的治法总结为"合病则独解其一经"，并病的治法也可以总结为"并病兼解二经"。所以《伤寒论》中的大柴胡汤治疗少阳阳明并病，柴胡桂枝汤治疗太阳少阳并病，桂枝加芍药汤治疗太阳太阴并病，这些都是运用一个合方兼解二经的并病。

对于并病的定义，中日医家众说纷纭，莫衷一是。其中奥田谦藏先生的解释最为妥当与简明。他的意思大致是说："病起于一个部位，然后波及另一个部位，最初的病还没有完全消解，其波及的相应症候与原初的症候彼此之间是有互相关联的，所以称之为并病。并者是相连的意思，又是并存的意思。所谓并病，就是病的先后两个部位相互有相应的关系，前后两个症候之间互相关联的一种疾病罢了。"

如果两个方证并存，但它们之间的症状并不互相关联，古代称为"兼病"，投放用药就不必有什么先后之分了，可以同时合方投药。由于《伤寒论》中没有"兼病"这一个名称，藤平健先生把这种的"兼病"命名为"准并病"。好像桂枝汤证与当归芍药散证，它们没有什么互相关联之处，可是在同一个体内同时并存着，就可以作为一个合方使用，而不分孰先孰后了。

《伤寒论》中以并病明确命名的通常只有一种，就是太阳与阳明并病的"二阳并病"，条文也只有两条，就是第48条与第220条。

仲景认为治疗"二阳并病"，有先表后里的必要。第48条指出"先表"，大冢敬节认为可以使用麻桂三小方；第220条指出"后里"，宜大承气汤。

48条曰：二阳并病，太阳初得病时，发其汗，汗先出不彻，因转属阳明，续自微汗出，不恶寒。若太阳病证不罢者，不可下，下之为逆，如此可小发汗……

第220条曰：二阳并病，太阳证罢，但发潮热，手足汗出，大便难而谵语者，下之则愈，宜大承气汤。

《伤寒论》中命名上不称并病，但是实质上又归属于并病的多得很。这些并病只以太阳病或者阳明病冠名而不用并病之名称。藤平健先生明确地指出："所谓处于并病的病态，不仅存在于太阳和阳明之间，而且存在于太阳和少阳、少阳和阳明各阳病之间，还存在于太阳与阴病之间。不仅如此，而且存在于太阳病或者少阳病的同一病位内。"

为什么《伤寒论》中把并病的诊治只限于太阳与阳明并病的"二阳并病"呢？

这是一个值得花力气研究的问题。首先要知道仲景的写作特点简洁扼要，并以直截了当的叙说方式为宗旨。藤平健先生有一句反诘的话对这个模糊的问题作了回答。

藤平健先生说："因为把范围广泛的少阳分做表的少阳和里的少阳，而把太阳和它们的并病分别区分开来加以烦琐叙述，这就不是《伤寒论》的叙述方式了。"

日本汉方家认为，少阳病所囊括的病态范围是很广泛的，归属于它的方证也是六经之最。所以应当把它细化，分为靠近太阳的

"表的少阳"，与靠近阳明的"里的少阳"两个区域。

　　除了柴胡汤证以外还有哪一些方证应该归属于少阳病所囊括的病态范围？如黄芩汤证、泻心汤类方证、小陷胸汤证等都应该归属于少阳病所囊括的病态范围。

　　日本汉方家对归属于少阳病的方证范围更为宽泛，除了前面说的那几个方证以外，还有许多方证，如十枣汤证、大陷胸汤证、栀子豉汤证、葛根芩连汤证、干姜黄连黄芩人参汤证等都归属于少阳病的范围。

　　清代黄元御提出了"一气周流，土枢四象"的理论体系，想把《伤寒论》中所有层层堆叠裹挟的脉症梳理与辨识出形形色色的"方证"，然后纳入三阴三阳体系。我想如果由此可以寻找到具体方证在三阴三阳体系中的位置，就可以帮助初学者增添一种执简驭繁、简便易行的方法。

　　仲景的少阳，来自于太阳，传诸阳明。因为少阳病的柴胡证不会出现在阳明之后，所以仲景不把柴胡类方证编排在少阳篇章之中。

　　"表的少阳"有哪些方证？我们先从柴胡汤类方证中选出几个作为代表方证。

　　柴胡桂枝汤证应该算是一个归属于"表的少阳"方证。

　　还有小柴胡汤证，它虽然居于"表的少阳"与"里的少阳"之间，但还是一个趋向于"表的少阳"的方证。

　　大柴胡汤证、柴胡加芒硝汤证、柴胡加龙骨牡蛎汤证、大黄黄连泻心汤证等都应该算是一个归属于"里的少阳"的方证。

　　再如十枣汤证及大、小陷胸汤证等也应该是"里的少阳"的方证群，这些对我们来说也是一个新的课题，然而它们的存在是讨论

"并病"时的必备条件。

日本汉方家藤平健先生对《伤寒论》中的并病理论做了很多发挥性的研究，他认为少阳病是从表向里移行期，范围广，仲景在《伤寒论》条文中已经暗示了太阳少阳并病时，在治疗上应当有多种处置的方法。

仲景的方证相对应是诊治的核心理论，在方证与方证之间起指导、维系、联系作用的无疑就是六经辨证。

第146条论述的柴胡桂枝汤证就是太阳和少阳之间的并病与诊治；第164条论述的桂枝汤证与大黄黄连泻心汤证也是太阳和少阳之间的并病与诊治。

第146条云：伤寒六七日，发热、微恶寒、肢节烦痛、微呕、心下支结、外证未去者，柴胡桂枝汤主之。

第164条云：伤寒大下后复发汗，心下痞、恶寒者，表未解也。不可攻痞，当先解表，表解乃可攻痞。解表宜桂枝汤，攻痞宜大黄黄连泻心汤。

第146条与第164条同样是太阳和少阳之间的并病，然而它们的治法完全不同。汉方家山田氏认定的"并病则兼解二经"以及兼解二经的一些方证也都是合方的例子。以此看来，藤平健先生对并病的研究可能比山田氏又深入了一步。

同样是太阳和少阳之间的并病，为什么146条使用合方，而164条却是先表后里的治法呢？

第146条的柴胡桂枝汤证是太阳少阳并病，但是病位位于小柴胡汤的外方，前面已经说过，小柴胡汤虽然居于"表的少阳"与"里的少阳"之间，但是趋向"表的少阳"，所以这个"并病"呈现的是近于表位的病情，就按照太阳病位内二证并存而应用合方合治。

这种治法在《伤寒论》太阳病篇的条文中不是以论述的形式出现，而是我们在条文中的方证组合上分析出来的。如桂枝麻黄各半汤证、桂枝二越婢一汤证、桂枝二麻黄一汤证等都是太阳病位内的二证并存、二证合治的现成例子。

值得一提的是，藤平健认为："太阳病位内二证并存固然是并病的重要条件，但并不是孤立的并存，而是相互关联，相互纠合着。正因如此，可出现二方证纠合而产生的子证，也可出现完全不同于二方证的症状。如桂麻各半汤证，虽为太阳同病位的并病，但面赤、身痒等症，桂枝汤、麻黄汤皆无。"这一认识非常重要，为并病的研究增添了新的内容。

一加一大于二，藤平健先生的研究对我们来说帮助很大。看来日本汉方家对并病的研究已经走在我国经方医学的前面。

太阳少阳并病，如果并存的少阳病证偏于里，那就要依据太阳阳明的"二阳并病"治太阳的原则，采取先表后里的治法。164条中的桂枝汤证与大黄黄连泻心汤证二证并存，但是桂枝汤证在太阳表位，大黄黄连泻心汤证在少阳里位，相当于太阳阳明"二阳并病"的病状，所以也可以依据"二阳并病"的治法。

藤平健先生观点平实朴素，一旦被经方医师掌握就能更好地理解仲景的并病理论，并把它灵活地运用于临床。汉方医学打破了历代《伤寒论》注家对"合病"与"并病"的严格限制，提出了对跨阳证和阴证的病位而并存的观点，值得我们参考。

陆渊雷先生认为，在诊治疾病时，要在表里上下几个方面注意人体的抗病趋向，用药只能扶助抗病力来因势利导的观点与藤平健先生的观点有没有相类似的地方呢？

用陆渊雷先生提出的"表里上下和人体的抗病趋向"的观点来解释仲景并病学说顺理成章，陆渊雷先生在40年前就提出了这个问题，他的"抗病力与抗病趋向"一说与藤平健先生的并病观点相结合，从两个不同的角度互证互补，形成了《伤寒论》并病学说内在的理论张力。

我们在前面已经讨论并证实了一个概念，就是"太阳病位内两证并存而应用合方合治"。那么是不是进一步演绎为"少阳病位内两证并存而应用合方合治"呢？

少阳病是从表向里移行期，范围广，以小柴胡汤证位于中间者，有柴胡桂枝汤证位于近于表位的方证，又有柴胡加芒硝汤证那样位于近里者。所以当同一个少阳病位内的两个方证并存时，是不是应该合方而治呢？

当同一个少阳病位内的两个方证并存时，是不应该合方而治，但对它们是不是也要依据"二阳并病"的治法去治呢？

当同一个少阳病位内的两个方证并存时，一般不能合方而治，严格地讲，正确的治法应该要按"先外后内"的方法来治。

表证和外证、里证和内证，有什么不一样吗？

表证就是太阳病证，外证是指太阳、少阳的病证；里证就是少阳、阳明病证，内证专指阳明腑实证。大冢敬节先生对此做过界别，还特地把原元麟先生《伤寒论图说》中的"表里内外图"转载在自己的医著《伤寒论解说》一书中。

当同一个少阳病位内的两个方证并存时，正确的治法应该按"先外后内"的方法来治。第104条："伤寒十三日不解，胸胁满而呕，日晡所发潮热，已而微利。此本柴胡证，下之以不得利，今反利者，知医以丸药下之，此非其治也，潮热者，实也。先宜服小柴胡汤以解外，后以柴胡加芒硝汤主之。"条文中的柴胡加芒硝汤证是少阳病内的"里的少阳"，实质就是少阳阳明合病。这条条文中的"微利"之下有"此本柴胡证，下之以不得利，今反利者，知医以丸药下之，非其治也，潮热者，实也"这三十二字。康平本在"微利"之下有"此本柴胡，下之而不得利，今反利者，知医以丸药下之，此非其治也"的嵌注，并有"潮热者，实也"的旁注。所以从这条条文中也可以看到康平本更加接近于仲景的原著。

第103条云："太阳病，过经十余日，反二三下之，后四五日，柴胡证仍在者，先与小柴胡汤。呕不止，心下急，郁郁微烦者，为未解也，与大柴胡汤下之则愈。"

第103条可以把它看成是少阳病位内的两个方证并存的"并病"，但其治法不是使用"先外后内"，而是一条试探性治法的经典条文。仲景对于一些一时无法确诊的病证，时常使用这一治法。第103条条文是论述外感热病误治后还出现少阳病的柴胡汤证，到底是小柴胡汤证或是大柴胡汤证呢？一时还难以分辨，仲景的治法是先与小柴胡汤，然后再与大柴胡汤，这与100条的先与小建中汤，再与小柴胡汤的顺序相同。大冢敬节认为，小建中汤、小柴胡汤、大柴胡汤这三个方子从补虚作用看，相对来说小建中汤比小柴胡汤大，小柴胡汤又比大柴胡汤大。根据仲景的治法应该首先补虚，所以在第100条为先用小建中汤，第103条则先用小柴胡汤。

第100条云：伤寒阳脉涩、阴脉弦，法当腹中急痛，先与小建中汤。不差者，小柴胡汤主之。

　　第100条的病态是少阳小柴胡汤证和太阴小建中汤证的并病，脉象呈现轻按涩的小建中汤证脉象和重按弦的小柴胡汤证的脉象。

　　藤平健先生认为在这条并病的条文中，无论少阳小柴胡汤证和太阴小建中汤证都有腹中痛的症状，但小建中汤证腹痛更剧烈一些，因而按照"先急后缓"的治法，先给小建中汤；如果不见效，则再给小柴胡汤。

　　《伤寒论》中这种类型的条文很多，如果粗心大意，草草看过，十有八九是会看走眼的。如果没有好的注本或老师帮助我们，要弄清楚仲景的意图更是难上加难。

解读《伤寒论》第 106 条

《伤寒论》第 106 条云："太阳病不解，热结膀胱，其人如狂，血自下，下者愈。其外不解者，尚未可攻，当先解其外；外解已，但少腹急结者，乃可攻之，宜桃核承气汤。"

一看这条内容，与所谓的"少阳阳明并病"似是而非，特别是条文中的"其外不解者""当先解其外""外解已"中的几个"外"字，值得细细推敲。

日本汉方家具有一种特殊的破解中国古代语言的技巧，能把一些深深地隐藏在文字背后的寓意遁形窥像地分析出来。这一条的关键就是用"外"字而不用"表"字的一字之差。"外"，就是指太阳少阳病位。与"外"相对应的就是"内"，这里就是阳明病桃核承气汤证。这一条的"外"证用词，曲折地传递给我们的是少阳小柴胡汤证。所以，"外"的少阳小柴胡汤证与"内"的阳明桃核承气汤证共同组成少阳和阳明并病。这一条是论述太阳病的热与血相结，变成瘀血证。此证如果兼有外证时，就应该先行治疗外证，然后以桃核承气汤攻其瘀血。虽然也有治疗外证宜用桂枝汤的说法，但是从不称表证而称外证的笔法看来，似乎更倾向于使用小柴胡汤。

其实，106 条像一副多棱镜，不是那么简单就可以看清楚的。深入研究可以多一些了解，但也只是一家之言，仅供参考而已。然而对它的反复探究不是没有意义的，它会逐渐地接近仲景原先的想法，有利于临床。条文中的"其外不解者"是仲景提示还有里证存在的根据。汪昂说："仲景书中，凡有里证者，都用'表不解'三字表示，但以'外证不解'的字句表示者，也是同样暗示其有里证的存在。""外证不解"就是暗示有太阳少阳合病，加上里证与内证的存在就构成了太阳少阳合病的外证与阳明桃核承气汤证的并病。

《伤寒论》"无桂不成方"

《伤寒论》桂枝汤中的桂枝是三两，相当于现代的一两半左右，六钱仅仅是它的五分之二，即使是用最低量的换算标准来说，也有三钱，六钱仅仅是它的一倍，完全符合用药规矩。再说桂枝在古代是厨房里的佐料，辛温益胃，完全无毒，怎么可能会置人于死地，真是笑话。

桂枝造成医疗事故的根据可能是《伤寒论·伤寒例》中的一句话："桂枝入咽，阳盛则毙。"以及《伤寒论·太阳上篇》的"若酒客病，不可与桂枝汤，得之则呕，以酒客不喜甘故也。凡服桂枝汤吐者，其后必吐脓血也。"也就是说阳热盛的疾病，如果用桂枝汤的话，就可能会造成不良的后果。

《伤寒论》始于桂枝汤，《金匮要略》始于栝楼桂枝汤，仲景在篇章结构上寓意深远，后世许多医家对此并不在意，或者熟视无睹。陈修园的《长沙方歌括》云："闽医习见余用桂枝汤，万无一失。此数年来，自三钱亦用至八九钱而效者，咸知颂予创始之德。"桂枝在《伤寒论》中的地位相当显著，它在112个方剂中出现了43方次，套用一句"无湘不成军"的话来说，可谓是"无桂不成方"。《伤寒论》中去掉了桂枝，也就等于抽掉了《伤寒论》的主心骨，所以金慎之先生的桂枝事件令人痛乎哉！痛乎哀哉！陆渊雷《陆氏论医集·用药标准·桂枝》云："我对于桂枝已经千尝万试，没有出现大热的流弊，更没有吃桂枝吃死了的，请大家放一千二百个心。"书中介绍了他自己未学汤液之前，因为偶患感冒，咳嗽很厉害，去请教针灸老师，老师说是膀胱咳，开了一剂桂枝汤，加三钱象贝，三钱杏仁，桂枝、白芍也是三钱，喝下去十分香甜可口，服完二剂，咳嗽居然好了。

由麻黄与桂枝相须组成的葛根汤是治疗外感发热的首选方，《神农本草经》《伤寒论》中都是用麻黄与桂枝等辛温的药解表退热的。著名的道教思想家、南朝医家陶弘景就明确指出："麻黄疗伤寒，解肌第一药。"这在李时珍《本草纲目》里明明白白地记载着。然而奇怪的是，这些含有麻黄与桂枝的经方都被现今各种版本的《中医内科学》拒之于门外。

陆渊雷先生针对社会上与中医药界这种畏惧桂枝的反常现象，大力提倡学习日本汉方家吉益东洞的《药征》。因为《药征》中有关药物的药性都是根据《伤寒论》《金匮要略》而来，绝对不是杜撰。譬如对于桂枝的药性，吉益东洞说："桂枝主治冲逆。"一般中医师听了，不免疑为胡说，其实这是仲景遗法，在《伤寒论》《金匮要略》中信手拈来。《伤寒论》云："太阳病，下之后，其气上冲者，可与桂枝汤；若不上冲者，不得与之。"可见上冲就是用桂枝的标准。《伤寒论》又云："奔豚，气从少腹上冲心者，与桂枝加桂汤。"这一条，《金匮要略》里也有。

桂枝汤不仅是一个解表的方剂

方药的功效和应用是既有关联又有区别的，然而现行的方剂学教材对这一差别表达得不是很清楚。譬如桂枝汤，它的自身功效应该是调和营卫，补养气血，所以它在治疗体表功能虚弱无汗的病人时，能产生鼓舞强壮补益的功效而达到解肌出汗的作用；它在治疗体表功能虚弱自汗的病人时，能产生鼓舞强壮补益的功效而达到止汗固表的作用。

为什么仲景把一个调和营卫、补养气血的桂枝汤，摆在诊治外感太阳病所有方剂的首位呢？

这就是《伤寒论》的异于寻常之处。一般来说，外感表证用辛散发汗的麻黄汤类方剂是常法，应该首先论述，而使用调和营卫、强壮补体的桂枝汤来治疗外感表证是变通的方法，应该摆在次要的位置上。仲景认为，临床疾病的诊治有一定的规律与秩序，然而疾病的变化发展往往会超越人为规定的认识。所以临床上医师既要依规行事，又要善于随机应变，有时候不拘成法、随机应变更为重要。

桂枝汤"为仲景群方之魁"

桂枝汤是《伤寒论》的第一个方剂，以桂枝汤为基础进行化裁而成的方剂多达20余首。日本江户时期古方派领袖名古屋玄医晚年编次的《医方规矩》中所有方剂，都是以桂枝汤加味方为主。名古屋玄医的医学理念，充分体现了柯琴所说的，桂枝汤"为仲景群方之魁"这句话的真实含义与临床价值。

1.桂枝汤不仅是太阳病的方证，它与六经的主要方证都有内在的联系，只不过它是通过一个合方作为中介，而达到与六经主要方证的沟通。具体分述如下：

①桂枝汤证通过桂枝麻黄各半汤汤证沟通太阳病的麻黄汤证。

②桂枝汤证通过桂枝加大黄汤证沟通阳明病腑证的承气汤证。

③桂枝汤证通过桂枝二越婢一汤证沟通阳明病气分的白虎汤证。

④桂枝汤证通过柴胡桂枝汤证沟通少阳病的小柴胡汤证。

⑤桂枝汤证通过芍药甘草汤证沟通少阳病的黄芩汤证。

⑥桂枝汤证通过桂枝加芍药汤证沟通太阴病的小建中汤证。

⑦桂枝汤证通过桂枝人参汤证沟通太阴病的理中丸证。

⑧桂枝汤证通过桂枝加附子汤证沟通少阴病的四逆汤证。

⑨桂枝汤证通过芍药甘草加附子汤证沟通少阴病的真武汤证。

⑩桂枝汤证通过柴胡桂枝干姜汤证沟通厥阴病的乌梅丸证。

2.桂枝汤通过衍化成为诊治气、血、水有关方证的基础方。

①桂枝汤加桂枝，成为桂枝加桂汤，治疗"气上冲胸"。

②桂枝汤去芍药，成为桂枝去芍药汤，治疗胸气被阻的"脉促胸满"。

③桂枝汤去桂加茯苓、白术，成为桂枝去桂加茯苓白术汤，治疗水气内停的"心下满微痛，小便不利"。

④桂枝汤加减后，成为茯苓桂枝甘草大枣汤，治疗水气上泛的"脐下悸"。

⑤桂枝汤加减后，成为茯苓桂枝白术甘草汤，治疗水气上逆的"心下逆满，气上冲胸，起则头眩"。

⑥桂枝汤通过茯苓桂枝白术甘草汤，衍化为五苓散治疗水气不化而上逆的"水入即吐"。

⑦桂枝汤证通过芍药甘草加附子汤证，成为真武汤，治疗阳虚水泛的"心下悸，头眩，身瞤动，振振欲擗地者"。

⑧桂枝汤加减后，成为桃核承气汤，治疗瘀热互结的"少腹急结"。

四个角度解读桂枝汤

1. 从药物的角度解构桂枝汤

桂枝汤一共 5 味药，仔细研究，在仲景方中可以拆解成 3 个方剂，并有着不同的适应证。

①桂枝甘草基。作用：心悸、有汗、头痛。

②芍药甘草基。作用：腹痛、脚痛、头痛。

③生姜大枣基。作用：在方剂草创阶段，因为此基具有开胃口、护肠道的作用，故先人将其与所有药基配合使用。后来发现有一些方剂中加上此基以后疗效有所下降，于是又把其减去。由此现存的《伤寒论》方剂中，一半的方剂中还有生姜大枣。

如果一个病人，同时拥有心悸、汗出、头痛、腹痛，那就是同时存在两个方剂的适应证，就给予桂枝、芍药、甘草治疗，再加上生姜、大枣顾护胃气，治疗后效果良好。经过反复的临床实践后，确定下来，这就变成了一个大方群。

此后，再把这个方群，慢慢使用到其他的情况中去。

比如一个病人同时存在有汗、头痛、发热、怕冷、怕风等症状，使用此方群后发现效果也非常好，同时发现，经过临床很多人次反反复复的实践后，疗效也很稳定，那么，这个方群就多了发热、怕冷、怕风三个适应证。

如此这般，慢慢在临床中扩大适应证，桂枝汤这一方剂的组成、适应证等要素就在历史长河中形成了。

通过对桂枝汤药物的拆分，以及对其中药剂证的理解，对于理解桂枝汤的应用有非常具体的意义。

2. 从桂枝汤适应证出发

桂枝汤的适应证，综合起来有五大方面：①体力弱、体型瘦、大多数人小时候多病，有发烧、淋巴结肿大等疾病；②怕风、怕冷、汗出；③腹直肌紧张；④在急性病、感染性疾病中，除怕冷、汗出之外，还有发热的症状；⑤在治疗慢性疾病中可以没有发热。

3. 应用桂枝汤的两个困惑

①不敢用桂枝汤治疗外感发热，这是对外感病的分类不当造成的。现在常规外感病的分类为：外感风热和外感风寒；对外感风寒的脉象定为浮紧或浮缓，而对外感风热定为脉数。

但现实情况是，所有外感的病人，如果体温高的话，脉都会数，不论是外感风寒或风热，也就是说外感风寒的脉象也会在浮紧或浮缓的基础上有数脉。有数脉，就机械使用辛凉解表的银翘散、桑菊饮等，而不用辛温解表剂，这就导致麻黄汤、葛根汤、大青龙汤很少使用。所以，桂枝汤治疗外感热病这个途径就给挡住了。

②桂枝汤很少有人应用在杂病的治疗中。因为杂病（比如皮肤病、关节痛、植物神经功能紊乱）出现汗多、头痛，大多是没有外感症状的，而书本上说桂枝汤只能应用于外感病，所以就不敢使用。

其实，桂枝汤开始是治疗杂病，以后才移用到治疗外感热病的。冯世纶老师也是持类似的观点。他在"痹证论治经验"（《中国百名临床家从书——胡希恕》中国中医药出版社，2001）一文中论述道："由此也可以看出，古人通过治疗痹痛总结治疗规律，把表实热证称为太阳病，把表虚寒证称为少阴病，继之把里证和半表半里证也分阴阳两类，这便是六经的由来。"

简言之，一个是不清楚、不知道桂枝汤可以用于发热、脉数；一个是因为不能掌握桂枝汤应用的特异性症状。发热，如果出现在外感病当中，桂枝汤可以使用，但如果不是外感疾病要使用桂枝汤，是可以没有发热这个症状的，而现行的桂枝汤适应证却一定要把发热放进去。所以，碰到一个杂病病人，其实是桂枝汤证，但由于局限于没有发热的这个症状，也就不敢用了。

在外感的时候有发烧，用桂枝汤；在杂病的时候没有发烧，也可以用桂枝汤。这是一个很重要的问题，不清楚这个，桂枝汤这个最好的方用不起来，非常可惜。

4. 关于有汗、无汗用桂枝汤的问题

在临床当中的虚弱性病人，有怕风、怕冷，但是没有汗，是不是可以用桂枝汤呢？

其实也是可以用的！

这个病人怕冷、怕风，体质虚弱，即使没有汗出，也可以通过脉象去鉴别是否可以使用桂枝汤。如果这个脉象是浮缓的，即比较松弛的，就可以用桂枝汤。

假如这个病人体质非常好，脉象又比较浮紧，没有汗，我们就不能用桂枝汤，应该用麻黄汤。

桂枝汤的常规状态是有汗的，但是任何事情有常规也有特殊，有常有变嘛。所以在有些情况下，病人体质比较虚弱，没有汗，但是怕风、怕冷、脉象不紧的话，还是可以用桂枝汤去治疗。

所以，《伤寒论》里面，有的条文有脉象，有的条文没有脉象。宋本《伤寒论》第 13 条中没有脉象，是常规的证，如怕冷、怕风、头痛、有汗，这个证都存在，没有脉象，可以直接用桂枝汤。但是，当这个病人有怕冷、怕风、头痛、无汗这样的状态，就要用脉象来鉴别。假如脉象紧、体质比较好的话，就用麻黄汤；假如脉象出现松弛，同时体质也不怎么好，虽然是没有汗，也不能用麻黄汤。

所以脉象在里面的作用，和体质有关系。桂枝汤既可以用于汗出的情况，也可以用于汗不出的情况。

体弱外感发热首选麻黄附子细辛汤

"文革"时，我3岁的外甥持续发热半个月不退，白细胞升高至 18×10^9/L，中性80%。我妹夫的叔叔是当地有名的儿科大夫，给孩子注射青霉素等抗生素，半个月持续热度不退。我妹夫出差在外地，妹妹弄得没了主意。我偶过其家，妹妹求我处方。我得知外甥患麻疹刚愈又受风寒，当时患儿脸色苍白，精神萎靡，体温38.3℃，我认为这正是少阴病的"脉微细，但欲寐""反发热"的麻黄附子细辛汤证。妹夫的叔叔认为白细胞高必须继续使用青霉素。妹夫的父亲略知医道，他认为发热就是热证，使用麻黄附子细辛汤这样的热性药极其危险。我却坚信此方必定有效，遂力排群议，投一剂麻黄附子细辛汤。第2天即见精神好转，体温恢复正常，但白细胞未降。就用小建中汤加减调理1周，白细胞恢复正常，酸性细胞出现而痊愈。妹夫从外地闻知信息赶回家后，半天不敢进门，站在家门口好久，才大着胆子进门。得知儿子已经痊愈，心中的一块千斤石头才放了下来。

少阴病麻黄附子细辛汤证，又叫作表阴证，这样的病症很多，我临床上反复使用于体弱者外感发热，其效果是任何东西无可替代的。在我们南方，很多医师认为地处湿热地带，害怕使用热性药物，这是把外部因素的作用人为地泛化了。日本的汉方家认为，凡小孩、老人等体弱的人外感发热，少阴病的麻黄附子细辛汤是首选方。可见现代中医临床，借鉴日本汉方的研究成果极为重要。

苓桂术甘汤治"水毒证"

　　苓桂术甘汤是非常重要的一张方，我自己曾经用它治疗过几例起立性眩晕，疗效还好，就是《伤寒论》条文中所谓"起则头眩"的病证，一般患者都有贫血、体位性低血压等病，临床使用时都有加减化裁或者合方。这几个病人用日本汉方家的理论来分析，都是水毒证，都伴有心下动悸、胃里有振水音、小便不利、舌质淡白而大有齿痕。方中以茯苓为主，可以用 30g 以上。水毒证的病人是以水的异常为主，气的异常为辅，所以方中以茯苓的药量最大，桂枝为辅，用量稍轻。"心下逆满，气上冲胸"是桂枝的药证，若表现明显的时候，就要加重桂枝的用量。

　　李某，女，35 岁。头晕 6 年，近 2 月加重，请病假在家看病。患者中等身材，稍稍偏胖，面色㿠白，没有血色，面部轻微浮肿。西医诊断为缺血性贫血（血红蛋白 9.3g/L），治疗效果一般；中医补气补血药服用不少，不见起色。家中父母、丈夫、两个子女身体健康。半年前，在丈夫陪同下求诊于我。当时的症状有头重、眩晕、心悸心慌、气短、眠浅易醒、手足冰冷、肠鸣便软、月经色淡量少、腹诊可见胃脘有振水声、腹部有明显悸动应手、腹直肌挛急。舌体淡白水滑，脉象细柔，诊脉时发现她的皮肤颜色缺血样的苍白。于是考虑为水毒造成的血虚，并告诉他们要排掉水毒为主，补血为辅，服药的时间要半年以上才能有疗效。他们同意后，遂投予连珠饮（即苓桂术甘汤与四物汤的合方）。服药 1 个月，气色开始好转，服药 3 个月就去上班了，各种各样的症状几乎都消失，血红蛋白也有升高（10.2g/L）。再次来诊，原方不变，再服 1 个月。除血红蛋白没有完全正常外，身体其他方面都好，月经的量增多。

李东垣是张仲景的好学生

李东垣最重要的方是什么？补中益气汤。

李东垣的补中益气汤就像张仲景的桂枝汤一样，是他整个医学世界中核心的方剂，它和桂枝汤，原来的功效都是调和营卫，补益中气，但在脾胃虚弱者的外感热病表证阶段却能够起到解表退热的作用，所以我认为李东垣是张仲景的好学生。他生前唯一手订的《内外伤辨惑论》不仅仅是一部论脾胃的医著，更是一部诊治外感热病、瘟病的著作。张景岳就说过："补中益气汤，凡劳倦伤脾，中气不足，以致外感发热者宜此。"明确指出补中益气汤可以治疗虚人外感发热。不仅如此，我发现李东垣在《内外伤辨惑论》中的语言风格、行文习惯也效仿仲景的笔法。譬如"如风湿相搏，一身尽痛，以除风湿羌活汤主之""肩背痛，汗出，小便数而少，风热乘肺，肺气郁甚也，当泻风热则愈，通气防风汤主之"等。

小心乌头、附子中毒

日本汉方家对乌头与附子的疗效高度重视，矢数道明先生的博士论文就是一篇研究附子的报告，他认为附子是世界上最好的强心药。但日本汉方界对附子的使用是非常小心的，因为他们有过血的教训，《头注本草纲目》作者白井光太郎博士就是因为附子中毒而死的。

矢数道明先生发现乌头、附子含有 6 种乌头碱，前 4 种含有毒性的成分，后 2 种具有有效成分；前 4 种在高温下可以破坏，后 2 种则不被破坏。于是大阪大学的高桥真太郎教授又经过大量的动物与临床实践，研究成功一种"无毒附子"，经过日本厚生省的批准，作为普通药而推广使用。他们加工"无毒附子"的方法很简单，就是用高压锅加温到 120℃，经过 2 小时就达到了去毒的目的。

仲景使用乌头的经验： 乌头桂枝汤方中的蜜煎乌头，是七钱制川乌加入三两蜂蜜中先浸泡 1 小时后再煎，煎到蜂蜜将干的时候，然后加入桂枝汤中一起用水煎煮 2 小时。在服法上，重视小量递增以防止毒副反应等。乌头桂枝汤证主要症状是腰痛与四肢麻冷，与《金匮》乌头桂枝汤证的"腹中痛，逆冷，手足不仁，若身疼痛"的方证比较契合，正像陈修园《金匮方歌括》中说："腹痛身痛肢不仁，药攻刺灸治非真，桂枝汤照原方煮，蜜煮乌头合用神。"

药证、方证随想

中医是一门技术，其哲学背景是现象学，古时的人当然不知道，就借用阴阳学说来解释它。楼宇烈（北大哲学系教授）反果为因，是因为他不懂中医中药是自然形成、自然发展的结果，阴阳学说是后人强加在它身上的产物。

药证、方证天然妙成，是中医学的"新娘子"，后来的阴阳学说是来抢亲的理论"轿夫"，久而久之，轿夫坐在轿子里，占了新娘的位置。阴阳学说在解释中医中药的同时，悄悄地改造了，应该说是淹没了药证、方证。中医学的发展道路极为诡秘。

学习中医学的人，都是在理论误导中开始，在误导中结束。只有在无意识中学到的药证、方证知识才使他获得疗效，然而他们是不自觉地获得。历史长河中只有极少数的医生有所发觉，发出感叹。是日本的吉益东洞打破了千年的寂寞，提出"方证主义"，吹响了"去《内经》化"的号角，中医学才有了复兴的希望。

春雨江南读《早春随想》

我家在江南，江南总多雨。在三月一个细雨如织的黄昏，我打开"经方沙龙"网页，读到了黄煌的《早春随想》。黄煌的文字最富于时空的穿透力和人性的感染力，我喜欢这种文字，它丰沛、磅礴，读来令人怦然心动。黄煌对人生意义和中医前途的信念，包括他的欣慰、惊喜、信心、忧郁、伤感、焦急，都唤起我难以从其他文字中获得的同感和震撼。有人说他已渐渐地成为中国的吉益东洞，这话绝非过誉。"吉益东洞"一说，当然不仅仅指他的医学贡献，而更多地是指他的生命气局！

读着黄煌的《早春随想》，看着那缓缓的雨线时左时右，错落中给人一种时间的绵延感。当我在为黄煌的思想足迹感动时，仿佛寻找到中国传统医学存在的连续性和动力源。同时，窗外那潇潇的春雨声也给了我一种温润、眷念与希冀！

黄煌的学说如一源头活水，使我对中医命运和前途有豁然开朗的领悟和视野。我已经深信不疑，黄煌的经方团队正在上天注目之中，秉承天意，践行天命，这是近代以来中日若干医学交流、比较、渗透、叠加、积累、交叉和综合影响的结果。它是一种浓缩，也是一种放大。它默默地显示出造化的有情和无情。

古人云："学术之宫，千门万户，但总得经由一门进入。唯有深入学习一大家，大开眼界，大拓心灵，然后才可以到达一四通八达之境。"就目前中国中医界而言，黄煌的学说已经渐渐地成为青年中医学者进入经方之门真实不虚的指路明灯。

　　黄煌那份圣贤气象，那份君子情怀，那份志士风骨，那份书生本色，其中无量数的颠沛磨难、前进不息，无比的坚忍困守、纯挚性情、领悟凝望，我们只能永远地"高山仰止，景行行止。虽不能至，而心向往之"。

　　轻轻地推开窗子，沙沙的春雨，随风飘潜入房，我仿佛触闻到《早春随想》所散发出来的馨香，它渐渐和我的思绪相拥，自然地融入了物我归一的夜雨江南。

知其然——方证辨证的追求方向

方证辨证与理法辨证的区别在于它们追求的方向不一样。方证辨证是追求"知其然"，理法辨证是追求"知其所以然"。所谓"知其然"的经方医学，是一种我们通过学习和模仿而获得的有疗效的辨证模式。这些模式发生的原因和机制，人们至今还茫然无知。它们不是通常意义上的知识，但我们能利用自己的感官意识到它们，并使自己的辨证方法与其相适应。就此而言，它又确实是我们理解病人病证的理性知识的一部分。这种使我们适应而采纳"知其然"的经方医学，同我们知道自己的行为会有何种结果"为什么"的知识——"知其所以然"的时方医学极为不同，所以我们把这种"知其然"的诊治方法，视为经方医学。

读《岳美中医话集·述学》

医者治病要胸有成竹，但不能胸有成见，有点倾向就是胸有成见。岳美中在《岳美中医话集·述学》中说："经方中有侧重温补处，倘有认证不清，则必病随药变，持平以论，温、热、寒、凉，一有偏重，其失得是相等的。治病若先抱成见，则对真理的认识即不能正确，所谓'一尘迷目，四方异位'。对疾病的治疗，则难期完整的疗效。"可谓得道之言。由此可见，扶阳学派是"片面的深刻"，是矫枉过正的产物，绝非中医学的主流。以下是《岳美中医话集·述学》中的片段：

余学医之始，是因肺病咯血，求治无效，遂购阅医书，欲谋自救。且习医的经历较多坎坷，学术思想的发展亦多曲折。约可概括为三个阶段：

初学医时，从张锡纯《医学衷中参西录》入手，多以时方应病家。临证稍久，觉其局限，转而习清·吴鞠通、王孟英之温病学说，用之临床，效失参半，亦觉其方琐细冗弱。自思，我国4000年医道之流传，其愈疾之术竟若是之疲弱乎？还是自己于此道未深入呢？饥渴之中，再研读《伤寒论》《金匮要略》，见其察证候不言病理，出方剂不言药性，从客观以立论，投药石以祛疾。其质朴之实验学术，实逼近科学之堂奥，真是祛疾之利器。后又钻研唐代《千金》《外台》诸书，其中质朴之学、实用之方，直上接仲景，果能用之得当，亦有如鼓应桴之效。从1934年到1949年间，即专用古方治病，时起大症。益坚信中医之奥妙，原不在宋元以后。因此，在多年中，对唐代以前医学愚衷款款，矻矻研求，不无收获。这是第一阶段。

以后，在不断的学习体会中逐渐感觉到专执古方亦有不足。一方面，临证时遇到疾病多，所持的方法少，有时穷于应付，不能泛应曲当；另一方面，经方中有侧重温补处，倘有认证不清，则必病随药变，持平以论，温、热、寒、凉，一有偏重，其失得是相等的。治病若先抱成见，则对真理的认识即不能正确，所谓"一尘迷目，四方异位"。对疾病的治疗，则难期完整的疗效。20世纪40年代末50年代初，经过读书临证和与同道商讨，认识进了一步，体会到了专学《伤寒》，容易涉及粗疏，专学温病容易流于清淡；粗疏常致于偾事，轻淡每流于敷衍。必须学古方而能入细，学时方而能务实；入细则能理复杂纷乱之繁，务实则能举沉寒痼疾之重。当时，曾对这一段学习与临证体会以总结，认为：治重病大症，要用仲景的经方；治脾胃病，用李东垣的方较好；治温热及小病、轻病，叶派时方细密可取。总之，只有因人、因证、因时、因地制宜，选方用药才能不偏不倚，恰中病机。这是第二阶段的认识。

1954年以后，对唯物辩证法进行了学习和研究，用于总结以前的医疗经验和学术思想，又有了新的认识。如认识到执死方以治活人，即使综合古今、参酌中外，也难免有削足适履之弊；但若脱离古方，又无规矩可循。要救此弊，需要有足够的书本知识和丰富的临床经验，在正确方法的指导下，研究用药制方的规律，找出使用的标准和范围，才能活用古法。从中医治病取效多为复方这一事实出发，在药物配伍和方剂组织历史演变的痕迹中，寻求它的规律性。这是第三阶段的认识。这种研究，不仅可以为临床一些病的治疗开拓新的思路，而且可以使辨证论治的理论得到丰富和深化。

陆渊雷晚年境遇的思考

陆渊雷先生晚年，"医门冷落，学人无多"，这主要是由他自己性格中的弱点所一手造成的。

的确，特立独行的经方家，敢于怀疑，敢于创新，敢于张扬学术个性，追求真理，甘愿寂寞，他们勇于献身，具有突变能力的基因，是中医学术的脊梁。但是，他们又有致命的弱点，在人类气质学上属于 A 型性格，这是一种不成熟的"悲剧性格"。他们不善于团结不同意见的人，有傲气，自己却误认为是"傲骨"，更不理解"宽容比自由更重要"以及"妥协是金"（亚当·米奇尼克语）的道理。侠士英雄们在事业的初创阶段冲锋陷阵，建功立业，事业成规模了，"什么鸟都有了"的时候，他们性格中的弱点，就会发生负面的毁灭性的作用。《陆氏论医集》中攻击叶天士，笑骂秦伯未，挖苦陈存仁，真是嬉笑怒骂，无所不及。文章风行一时，淋漓痛快，却种下了日后的苦果。

"成也萧何，败也萧何"。先生笔扫千军，锋芒毕露，祸起萧墙，这也是他亲力鼓吹的"中医科学化"大业功败垂成的原因之一。陆渊雷先生的遥从受业者岳美中、谢仲墨、姜春华以及任应秋等人都成大器，而先生身后却英雄末路，门庭冷落，奄然殂化。这是为什么？这难道不值得我们好好深思吗？！

读懂《劝读十则》

1. 陈修园认为诊治疾病是"迨汉仲师出，集伊圣及上古相传之经方，著《伤寒论》及《金匮玉函经》两书"，所以"以读仲师书，为第一劝"。为什么呢？他明确指出："以药治病始于伊尹《汤液》。"

2. 他认为后学者要认识到金元四大家的负面作用，他们"自夸为挈领提纲之道"，其实是伪术相师，"虽尊仲圣之名，鲜有发挥。更有庸妄者，颠倒是非，谓仲师专工于伤寒，其桂枝、麻黄只行于西北，宜于冬月"。如果你已经受到他们错误观点的影响，就要洗心革面，"知过必改，为第二劝"。

3. 他认为"古人用药，除宿病痼病外，其效只在半剂一二剂之间"，所以"经方效如桴鼓"。《内经》云："一剂知，二剂已。"又云："覆杯而愈。"《伤寒论》云："一服愈，不必尽剂。"后学者要认识到"经方之疗效神速，为第三劝"。

4. 他认为《伤寒论》诸方"以存津液三字为主"，桂枝汤如此，"麻黄汤也是养液之意"。至于《金匮》诸方，"大旨是调以甘药四字"。后世的偏驳不驯，板实不灵，又不可不知，"则明经方之有利无害，为第四劝"。

5. 他认为中医师对于《伤寒论》中的剂量不明，"铢两升斗畏其大剂，不敢轻试。不知本草乱于宋元诸家，而极于明时李时珍"。应该重视量效关系，"俾知经方道本中庸，人与知能，为第五劝"。

6. 他认为《伤寒论》中的"桂枝汤、小柴胡汤，无论伤寒、杂病，阳经、阴经，凡营卫不和者，得桂枝者而如神；邪气不能从枢机而外转者，得柴胡而如神"。中医师要以重视、理解与善于运用这两个方子为起点，"而以愈达愈上，为第六劝"。

7. 他认为危急拯救，不能专靠人参；起死回生必须"照仲景法，四逆、白通以回阳，承气、白虎以存阴，助其枢转，运其针机，脏腑调和，统归胃气"。他总结自己一生的临床体悟道："余自临证三十余年，知经方之权夺造化，为第七劝。"

8. 他认为："经方愈读愈有味，愈用愈神奇。凡日间临证立方，至晚间一一于经方查对，必别有神悟，则以温故知新，为第八劝。"

9. 他认为："医门之仲师，即儒宗之宣圣。凡有阐扬圣训者则遵之，其悖者则贬之。"后世历代医家虽然也有一星半点的经验与成果，但是与仲景不可同日而语。如果初学者在入门时没有打好《伤寒论》与《金匮要略》的坚实基础就接受后世医学家的理论，可能会走入迷途。医学思想"则以专一不杂，为第九劝"。

10. 陈修园号召大家"务宜推诚相与"，希望岐黄之道、仲景之学日益昌明。同道之间开诚布公，"则以有言无隐，和气可亲，为第十劝。"

我终于读懂了这篇文章，就像接通了与陈修园对话的渠道，心里非常高兴。不仅如此，通过这篇文章的学习，我才知道中医学的知识不仅仅是病人与医师面面相对的那一刻，同时还存在于临床以外的广大区域。这些广大区域包括被现代中医学称之为中医心理学与中医社会学等学科。当然这些学科的知识，最后都是要回到临床上，影响临床的诊治与疗效。

需要不走极端的中医学家

吉益东洞认为六经非《伤寒杂病论》原有的文字，是后来《内经》学派的医家所篡改，所以主张一概删去，只留下光秃秃的方和证，这就是《类聚方》，这就是"有是证用是方，用是药，即方证相应，药证相应"的研究。陆渊雷甚至认为："古书中云'小柴胡汤治少阳病，邪在半表半里，胸胁苦满，往来寒热，心烦喜呕，脉弦细者'的论述，则可迳言'小柴胡汤治胸胁苦满乃至脉弦细'可矣，何必赘以'少阳病，邪在半表半里'乎？"言论偏激，中医药界群起而攻之，最后功败垂成。

当今中医界，需要黄煌先生这样敢于怀疑、敢于实践、敢于求真、敢于创新，又温文典雅、率先垂范、实事求是、掌握分寸、不走极端的中医学家。

现代中医师也需要掌握西医知识

　　一病人，30 岁，因腹痛前来就诊。自诉前一天饮酒过度而出现腹痛，于是在家人陪同下求诊于林华卿医师。林医师刻诊所见：发热，38℃，口苦口臭，上腹部持续性疼痛呈束带感，伴有恶心、呕吐，时有手足抽搐的现象。脉象滑数，舌红，苔黄腻。病人自述，呕吐物中都是食物，其中还发现有一条蛔虫。林医师诊断为中焦湿热，肝郁气滞，化火犯胃，热毒壅盛，蛔虫上扰。治法是疏肝理气，通里攻下，活血祛瘀，降逆止痛，驱蛔除虫。方用大柴胡汤加芒硝、桂枝、川椒、黄连、乌梅、细辛等。病人反复询问林医师，自己生的是什么病。林医师无法确定是西医的什么病，只能随口回答，大概是胃肠系统的病吧。林华卿医师是一个传统的老中医，后来虽然也自学了一丁半点的西医知识，但是不成系统。一个中医师遇上了这样的事虽然尴尬，但也正常。然而病人不满意林医师这种模糊的"大概"与什么"系统"的说法，就追根究底地问："到底病位在胃，还是在肠？"在林医师所有医学知识的储存库里都无法检索到病人这个问题的确切答案，所以他就说："你先不要搞清楚病在哪里，只要抓紧把我开的中药煎起来喝下去，腹痛可能就会减轻。"

　　患者与他的家人拿着林医师的 3 剂中药出了卫生室的门，但他心里对刚才的诊治充满怀疑，再加上腹痛还在阵发性地持续着，他们决定不回家煎服中药，先到西医门诊。一个年轻的医师仔细地诊察了他的病情，根据病人有胆管结石病史和暴饮暴食的情况，以及发热、上腹部持续性疼痛、恶心呕吐、上腹部呈束带感等临床表现，基本上诊断为急性胰腺炎。患者的"时有手足抽搐"一症，年轻的医师认为是血钙降低所致，而刚才林医师认为是肝火化风，在病人的心中这两者之间是风马牛不相及。年轻的医师以肯定的语气告诉病人，急性胰腺炎病人出现手足抽搐，就是提示病情严重，预后较差。所以年轻的医师马上联系急救车，动员病人直接去市二医抢救。为了减少病人腹痛、恶心、呕吐等症状，年轻的医师用针刺疗法，用3寸毫针刺入病人左侧阳陵泉下面一个敏感的压痛点，针刺后不到几秒钟，病人的腹痛、恶心、呕吐等症状明显减轻。为了加强针刺效果，毫针刺入后一直留针，每隔5分钟左右捻转，上下提插。等到市二医急救车开到的时候，病人病情趋于稳定，病人对年轻的西医医师赞许有加，而对林华卿医师心怀不满，对中医也失去了信心。

病人在市二医住院，确诊为急性胰腺炎，打针、输液、禁食、胃肠插管，什么办法都用上了，病情还是控制不住。后来不得不请中医来会诊。中医师告诉病人，西医的诊断是正确的，治疗办法也十分得当。虽然目前西药临床疗效不理想，但是它的所有抢救措施都是必要的，它为中医药的治疗提供了条件。中医师辨证的结果认为这个病证是中焦湿热，肝火犯胃，热盛生风。讲的和林华卿医师差不多，开了1剂清胰汤，不再禁食，不再胃肠插管，不再使用阿托品。病人服药后，排出了大量秽臭的大便，病情明显好转。住院部的西医也承认，所有的治疗措施中，还是这个清胰汤的效果最好。后来病人发现清胰汤的方药与林华卿医师开的大柴胡加减汤大同小异，就把林华卿医师的3剂药液也喝了，效果也很好。但是他总是不明白，西医的诊断正确，为什么临床疗效不好？林华卿医师能开这个治好急性胰腺炎的方，为什么不知道急性胰腺炎这个病名呢？所以等到他痊愈出院后，就再一次登门拜访林华卿医师，向他询问这两个问题。林医师听了感慨不已，无言以对。他终于痛切地认识到，中医师不懂西医那一套，到最后吃亏的还是自己。

这个急性胰腺炎病案诊治的全过程再次说明，中医、西医各有自己的特点和优势，一个临床医师，特别是基层医师一定要中西医并重。也就是说，一个医师要同时具备两种诊察治疗的本领才能更好地为患者服务。

这个问题值得我们花时间去探索。让我们从中西两种医学各自不同的思维模式这个切入点进入这个话题吧。

西医认为急性胰腺炎的基本病变是胰酶活化而引起的自身消化。因此，抑制胰液分泌能阻止或减轻疾病的发展或加重，这是现代西医对这个病总的治疗意图，不管是禁食、胃肠插管、注射阿托品等都是紧紧地围绕着这一点，也就是说想方设法抑制胃肠生理病理活动，使整个消化系统平静下来。然而古代中医治疗急腹痛的原则是"虚者补之，实者泄之"。对于实证急腹痛的治法是"痛者通之""郁则开之"；对于虚证急腹痛的治法是"虚者补之""塞因塞用"。而经方医学的方证辨证一般属于大黄类的大小陷胸汤证、承气汤类证、大柴胡汤证与白芍类的桂枝加芍药汤证、小建中汤证和大建中汤证以及附子类的芍药甘草附子汤证、附子粳米汤证等。当然，中医学不可能知道这个病是急性胰腺炎，也不知道它的病因、病理、病位。但这种病证的所有临床表现早已知道得一清二楚，对这个病如何展开、如何诊治也早有一个成熟的方案。当然这个方案不是为某一种单一的疾病设计的，也不可能是针对急性胰腺炎的特异性治疗。但是使现代医家们始料不及的是，这个方案是所有疾病的诊治总纲，它适用于天下任何疾病，对于诊治急性胰腺炎也不例外。急性胰腺炎的发病、发展、变化、预后等情况都在《伤寒论》这个诊治总纲的三阴三阳范围之中。林华卿医师诊治的病案就是少阳阳明合病的大柴胡汤证。由于少阳厥阴互为表里，所以出现"蛔虫上扰""手足抽搐"等厥阴病的症状就在意料之中。林华卿医师的处方是大柴胡汤和（半个）乌梅丸的合方，这样的诊治面面俱到，丝丝入扣，不会比医院里中医师开的清胰汤逊色。这个处方也完全符合中医治疗实证急腹症"痛者通之""郁则开之"的治疗原则，所以有很高的疗效。中医治疗实证急腹症的疏导、通泻的治法和西医静止、抑制是两种完全相反的理念，孰优孰劣临床疗效已经做出了明确的回答。

不过，我们也不要忽视了急腹症的另一种临床类型，就是虚证急腹症。急腹症病人的病情处于三阴病阶段，出现桂枝加芍药汤证、芍药甘草附子汤证、附子粳米汤证、小建中汤证和大建中汤证等，日本汉方医学家已经充分地认识到这一点，同时在临床上广泛使用并取得肯定的疗效。所以我们不要无视日本汉方医学家在《伤寒论》研究方面的贡献，而要加强引进日本汉方医学的思想资源。总之，经方医学诊治急腹症的思维方法是辩证的，相比之下，西医诊治急腹症的思维方法还是有一些片面性。

西医腹诊依靠医师手指的感觉就可以发现并确定肝硬化的程度。手指的感觉如按额头，就属于硬；如按鼻尖，属于中等程度；如按嘴唇，就属于软。

平时出现咳吐粉红色泡沫样痰，夜间突然醒来感到严重的窒息感和恐惧感，并迅速坐起，需半分钟或更长时间后方能缓解。该如何诊治？这是左心衰竭、肺水肿的重要临床特征，学了西医知识你就会知道。现代中医师一定也要知道这一重要的临床特征，它不仅仅为中医针灸的治疗寻找到一个框架或支点，也维护了你在病人心目中的地位。在现代，如果一个医师连这样的临床诊断能力也没有，就会失去病人的信任。

中医用药之妙，在乎其人

日本汉方家对于中医诊治中的病名问题不像我们中医界人士说的那样——东医虽亦学南阳，一病终归是一方。汉方界的著名医师都竭力反对这种以病名为目标的诊治方法。譬如大冢敬节先生就说过："中医不像西医，病名定而药就有定，而是一切根据病人的病态、脉象、体质来决定处方的。看惯西医的病人一来就问中医什么病名，我们当然为要病人了解，也总得说个病名，可是治疗绝不置重于此。病名是书本上的东西，并非实际存在，实际上存在的只是这病人。医师如果根据不存在的抽象的病名来千篇一律地治疗活着的病人，是很不恰当的办法。我们的观点很明白，就是病绝不是在病人之外的，病人之外别无所谓病。"我们中医不见病人的具体情况就无法凭空讨论治疗的方药。我们平时讨论支气管哮喘，并不是规定它的具体治法，而只是把几个比较常见的主要方药拿来泛谈一下，仅供临床医师参考而已。这和西医对支气管哮喘有规定的治疗方法完全是两码事。大冢敬节先生有一句总结性的话，他说："中医用药之妙，在乎其人。"

经方抗癌

中医药抗癌的价值是无可非议的，特别是运用经方医学方证相对的诊治思路是大有可为的。不过医师首先要建立起正确的医学理念，即在治疗的初、中期要以病人的健康状态与生活质量为疗效的标准，以病人的生命指标与常规检查为疗效的标准，而不是以肿瘤方面的细胞学与生化检查为标准，不然的话就会前功尽弃，半途而废。好的治疗方法不是直接以疾病为目标，沿着一条直线走过去的。

运用经方医学方证相对的诊治思路来诊治癌症，具体该如何操作呢？不确定之中可以确定的是，以病人的主诉来抓主症，进行方证相对的诊治。如果病人发热不退，我们就要紧紧地围绕发热这个主症寻找相对应的方药，或桂枝汤证，或麻黄汤证，或小柴胡汤证，或白虎汤证，或承气汤证，或四逆汤证，然后投方而治。

肿瘤病人如果处于急性阶段，一般不要加入针对肿瘤而治的专药；等到病情稳定了，再考虑要不要加入。

肿瘤病人在肿瘤没有彻底消失之前，总会有一些症状与体征，我们要以病人自己感觉最痛苦的症状为新的主诉，依新的主症继续寻找新的方证进行诊治。譬如以发热为主诉的肿瘤病人如果体温恢复正常后，出现腹泻的主诉，我们就以腹泻为病人的主症去寻找相对应的方药，或葛根汤证，或葛根芩连汤证，或黄芩汤证，或半夏泻心汤证，或理中汤证，或四逆汤证，或乌梅丸证，然后投方而治。这里需要时间、耐心和智慧。

"吾道东矣"又东来

有客问："岳美中、刘渡舟、胡希恕、黄煌，他们都是经方家，可学术观点各有不同。请你谈谈黄煌、胡希恕所倡导的'方证辨证'和岳美中、刘渡舟所使用的'理法辨证'有什么差异？"

这个问题是客观存在的，在中医界，医生们公开或暗地里的争论也好多，似乎各方都有响当当的理由。根据我有限的知识，我认为"方证辨证"强调"方证对应"胜于强调"方从法立"；强调"体质分析"胜于强调"病因病机审辨"；强调"独尊仲景"胜于强调"全面继承"；强调"参考汉方"胜于强调"综衷百家"；强调"整体治疗"胜于强调"专科治疗"；强调"分析西医疾病谱"胜于强调"研究病名（中、西）"；强调"腹证腹诊"胜于强调"脉证脉诊"；强调"药方法理"胜于强调"理法方药"。"方证辨证"这些理念都是与传统主流医学有抵牾的。

我认为，岳美中、刘渡舟所使用的"理法辨证"代表着整个中国医学的常规，是目前中医界的主流，适应于中医理论扎实、并欲先理论后临床者，是一条培养中医学者的道路。而黄煌、胡希恕所倡导的"方证辨证"，目前还处于摸索、发轫阶段，因为辨证系统还不完善，不能统揽大局，只能"但求其真，不求其全"（黄煌语）。但"方证辨证"的方法在实践中已经呈现了强大的生命力，具有无限的发展空间，是一条快捷明达的临床中医师的成才之路，黄煌的学说已经成为青年中医进入经方之门真实不虚的指路明灯。特别是黄煌先生的思考，具有时下思潮不可替代的意义。他的书我时时翻阅，一次次地体验到阅读的欢愉，我内心体味到中国古代中医史上那些让我们安慰、给我们营养的事也出现在我们身边。我愿意向黄煌先生这个人和他的医学成果表达一个临床中医师的敬意。

章太炎先生所悲痛叹息的"吾道东矣"的景况将成为历史！黄煌先生、胡希恕先生所倡导的"方证辨证"，将使仲景之魂如紫气东来。

推荐阅读书目

长沙方歌括

作者： 清·陈修园

出版社： 上海中医药大学出版社

出版日期： 2006-12

针灸甲乙经

作者： 皇甫谧编集

出版社： 人民卫生出版社

出版日期： 1956-2

伤寒来苏集

作者： 清·柯琴

出版社： 学苑出版社

出版日期： 2009-9

承淡安伤寒论新注（附针灸治疗法）

作者： 承淡安

出版社： 上海科学技术出版社

出版日期： 2015-11

中国针灸学讲义

作者： 承淡安

出版社： 学苑出版社

出版日期： 2016-10

针灸真髓

作者：（日）代田文志著

出版社： 江苏人民出版社

出版时间： 1958-2

经络之研究

作者：（日）长滨善夫

出版社： 上海卫生出版社

出版时间： 1956-8

针术的近代研究

作者：（日）间中喜雄

出版社： 人民卫生出版社

出版日期： 1958-5

经络治疗讲话

作者：（日）本间祥白

出版社：江苏人民出版社

出版日期：1957-7

古今名医临证金鉴（奇症卷）

作者：单书健

出版社：中国中医药出版社

出版日期：2011-7

奇症汇

作者：清·沈源

出版社：中国中医药出版社

出版日期：2018-2

伤寒论今释

作者：陆渊雷

出版社：学苑出版社

出版日期：2008-10

陆氏论医集四卷

作者：陆渊雷

出版社：上海出版

出版时间：1933

康治本·康平本《伤寒论》

作者：付国英

出版社：学苑出版社

出版时间：2012–2

皇汉医学

作者：（日）汤本求真

出版社：中国中医药出版社

出版日期：2012–9

伤寒明理论

作者：成无己

出版社：中国中医药出版社

出版时间：2007–9

腹证奇览

作者：（日）稻叶克和久田寅

出版社：中国书店

出版时间：1988–10

伤寒论阶梯

作者：（日）奥田谦藏

出版社：上海卫生出版社

出版时间：1956

中医临证处方入门

作者：龙野一雄

出版社：人民卫生出版社

出版时间：1956-7

中医诊疗要览（增订本）

作者：（日）大冢敬节等

出版社：人民卫生出版社

出版时间：1953-6

类聚方广义

作者：（日）尾台榕堂著；徐长卿校

出版社：学苑出版社

出版日期：2009-7

汉方临床治验精粹

作者：（日）矢数道明著；侯召棠译

出版社：中国中医药出版社

出版时间：2010-7

汉方诊疗三十年

作者:（日）大冢敬节著；王宁元译

出版社: 华夏出版社

出版日期: 2011–1

临床应用伤寒论解说

作者:（日）大冢敬节著；王宁元译

出版社: 中国中医药出版社

出版日期: 2016–5

金匮要略研究

作者:（日）大冢敬节著；王宁元译

出版社: 中国中医药出版社

出版时间: 2015–5

医学衷中参西录

作者: 张锡纯

出版社: 山西科学技术出版社

出版时间: 2009–1

黄煌经方使用手册　第 3 版

作者: 黄煌

出版社：中国中医药出版社

出版日期：2018-5

经方的魅力——黄煌谈中医　第2版

作者：黄煌

出版社：人民卫生出版社

出版日期：2011-12

经方传真　修订版

作者：冯世纶

出版社：中国中医药出版社

出版日期：2010-10

伤寒论通俗讲话

作者：胡希恕著；冯世纶整理

出版社：中国中医药出版社

出版日期：2010-9

黄仕沛经方亦步亦趋录

作者：黄仕沛，何莉娜

出版社：中国中医药出版社

出版日期：2017-5

中医人生——一个老中医的经方奇缘　增订版

作者：娄绍昆著；娄莘杉整理

出版社：中国中医药出版社

出版日期：2017-12

黄煌经方医案

作者：李小荣

出版社：人民军医出版社

出版日期：2013-8

李发枝治疗艾滋病经验集

作者：徐立然、郭会军

出版社：中原农民出版社

出版日期：2013-11

图说《伤寒论》

作者：李赛美

出版社：人民卫生出版社

出版日期：2016-11

皇汉医学选评

作者：杨大华

出版社：中国中医药出版社

出版日期：2017-9

伤寒论求真

作者： 邢斌

出版社： 中国中医药出版社

出版日期： 2017-10

步入《伤寒论》之门

作者： 温兴韬

出版社： 人民卫生出版社

出版日期： 2018-2

编后记

　　温州，这座山水江海交融、响当当的江南美丽之城，传统文化底蕴深厚，而又充满着青春活力。在这片神奇的土地上，一大批中医人在基层、在民间、在乡野默默耕耘，不懈努力，支撑起温州中医药厚实的基础，护佑着一方百姓的健康。他们中有精研苦读、勇于探索的思想者，有勤于实践、身怀绝技的临床家，可谓藏龙卧虎，高手众多。娄绍昆先生就是其中的佼佼者。他在极其艰难的条件下，自学苦读，忍辱负重，执着探索，一步一个脚印，成为了一名扎实的中医临床家、知名的经方学者。

　　2012 年初夏，我们作为责任编辑，去温州参加娄先生的自传体著作《中医人生》的首发式，有幸第一次见到娄先生。娄先生温文尔雅，谈吐不凡，一口绵软的江浙普通话，平和亲切，透着江南文人的气质，说起中医、说起经方，娄老先生滔滔不绝，激情澎湃，极具感染力。那天，温州市新华书店首发式现场宾朋满座，欢快热烈，预备的百余本样书很快签售一空，让我们颇感意外，至今印象深刻。

　　如今，娄先生虽已年逾七旬，但依然没有停下他那坚实的脚步，临证出诊，学术研讨，读书思考，讲座教学，网上互动……为着自己所钟爱的经方事业不遗余力，四处奔波，乐此不疲，其影响日广，播及海内外，同时也积累下了一篇篇激情文字。此次娄先生的爱女莘杉女士，将娄老先生的这些珍贵文稿，悉心整理，分为《娄绍昆经方医案医话》《娄绍昆讲经方》二部，交由我们编辑出版，让我们倍感荣幸和责任。文如其人，娄老先生的文字平实亲切，而又彰显个性，诊疗经验独特，学术观点鲜明，凸显其深厚的文化底蕴，扎实的临床功底和较高的理论素养。编辑这样的文本，着实是一种享受，真切感受到一位基层经方践行者的执着和炽热之心，收获多多，相信这样有血有肉的鲜活文字也会受到读者尤其是经方爱好者的喜爱。

经方，乃至中医事业正需要许许多多像娄老先生这样的践行者。

2018 年 8 月 16 日记